Verbesserung der Arbeitssituation im Pflegedienst

Modellerfahrungen
aus Krankenhäusern in Rheinland-Pfalz

Herausgegeben vom
Ministerium für Arbeit, Soziales und Gesundheit
des Landes Rheinland-Pfalz

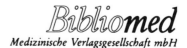

Medizinische Verlagsgesellschaft mbH

Die Deutsche Bibliothek — CIP-Einheitsaufnahme

Verbesserung der Arbeitssituation im Pflegedienst :
Modellerfahrungen aus Krankenhäusern in Rheinland-Pfalz /
Hrsg. vom Ministerium für Arbeit, Soziales und Gesundheit des Landes
Rheinland-Pfalz. - Melsungen : Bibliomed, Med. Verl.-Ges., 1995
  (Krankenpflegeforschung)
  ISBN 3-89556-002-2
  NE: Rheinland-Pfalz / Ministerium für Arbeit, Soziales und Gesundheit

© Bibliomed - Medizinische Verlagsgesellschaft mbH, Melsungen 1995

Alle Rechte, insbesondere das Recht der Vervielfältigung und Verbreitung sowie der Übersetzung behält sich der Verlag vor. Ohne schriftliche Genehmigung durch den Verlag darf kein Teil des Werkes in irgendeiner Form mit mechanischen, elektronischen oder fotografischen Mitteln (einschl. Tonaufnahme, Fotokopie und Mikrofilm) reproduziert oder gespeichert werden.

Printed in Germany by VolkeDruck, Baunatal-Kirchbauna

ISBN 3-89556-002-2

Inhaltsverzeichnis

	Seite
Einleitung – Die Modellmaßnahmen: „Verbesserung der Arbeitssituation" im Pflegedienst"	5
Attraktivitätssteigerung des Pflegeberufes Modellprojekt an der Landesnervenklinik Andernach	11
Ergebnisbericht Modellversuch Pflege Kaiserslautern	35
Das Modellprojekt, zur Verbesserung der Arbeitssituation im Pflegedienst am Beispiel des Klinikums der Stadt Ludwigshafen am Rhein	45
Das Modellprojekt Klinikum Ludwigshafen im Überblick	45
Arbeitsgemeinschaft Modellprojekt	58
Einführung des Pflegeprozesses auf den Modellstationen	60
Vom „mal etwas gezeigt bekommen" zur gezielten Anleitung – Der Einsatz von Praxisanleitern	64
Der Weiterbildungslehrgang „Fachkrankenschwester/Fachkrankenpfleger für die Pflege in der Inneren Medizin und Neurologie"	73
Reflexion der Berufspraxis – Supervision und Praxisberatung	77
Die Organisation patientenferner Tätigkeiten – am Beispiel des Hauswirtschaftlichen Dienstes und des Einsatzes von Stationsassistentinnen	82
Der Hauswirtschaftliche Dienst	85
Der Einsatz von pflegerischen Stationsassistentinnen	89
Das Dienstzeitenmodell	92
Gestaltung der internen Ablauforganisation am Beispiel der Station MA 12	98
Dienstplangestaltung unter Einsatz der elektronischen Datenverarbeitung	105
Der Einsatz eines Isonorm-Modulsystems sowie die stationsinterne bauliche Gestaltung	108

Modellprojekt Universitätsklinik Mainz zur Verbesserung der Arbeitssituation im Pflegedienst — 115

Erfahrungsbericht der Modellstationen
– aus Sicht der beteiligten Mitarbeiter — 115

Stellungnahme der Stationsleitung der Modellstation der Klinik und Poliklinik für Geburtshilfe und Frauenkrankheiten — 128

Modellstation – aus der Sicht der Pflegenden — 135

Bewertung des Projekts „Modellstation" aus ärztlicher Sicht — 138

Stellungnahme der beteiligten Pflegedienstleitungen — 142

Erfahrungsbericht zum Modellvorhaben „Verbesserung der Arbeitssituation im Pflegedienst" der St. Elisabeth Krankenhaus Mayen GmbH — 145

Projektbericht zum Modellvorhaben zur Verbesserung der Arbeitsbedingungen in der Krankenpflege am Krankenhaus der Barmherzigen Brüder in Trier — 175

Modellmaßnahme Praxisanleitung — 198

Modellmaßnahme zur Verbesserung der Arbeitssituation im Pflegedienst – Projektbereich Krankenhaushygiene — 207

Kontaktadressen der beteiligten Kliniken — 232

Einleitung:
Bericht über die Modellmaßnahmen „Verbesserung der Arbeitssituation" im Pflegedienst

Von Doris Hagemann

Die Ende der 80er Jahre gravierende Personalknappheit im Pflegedienst der Krankenhäuser war gekennzeichnet von unzureichenden und veralteten Personalbedarfsberechnungen, begleitet von hoher Unzufriedenheit der Pflegenden.

Die Verkürzung der Verweildauer und der hohe Anteil mehrfacherkrankter, häufig älterer Menschen mit hoher Pfegebedürftigkeit konnte von den Krankenschwestern und Krankenpflegern sowohl physisch als auch psychisch nicht mehr angemessen bewältigt werden. Es setzte eine vermehrte Berufsflucht ein, die dementsprechend zur weiteren Arbeitsverdichtung für die noch im Krankenhaus verbliebenen Pflegenden führte.

In der Öffentlichkeit wurde das Thema Pflegenotstand breit diskutiert. Die Zahlen der Bewerberinnen und Bewerber in den Ausbildungsstätten für Pflegeberufe sanken rapide. Das gesellschaftliche Ansehen des Pflegeberufes war deutlich beeinträchtigt.

Diese Ausgangslage führte zu unterschiedlichen Auffassungen und Erklärungsansätzen, wie diesem Problem wirksam begegnet werden könnte.

In Rheinland-Pfalz wurde eine Landespflegekonferenz ins Leben gerufen, die aus Expertinnen und Experten verschiedener Institutionen zusammengesetzt war. Sie entwickelte Vorschläge, Empfehlungen und Lösungsansätze für die Verbesserung der Arbeitssituation im Pflegedienst.

Es kam zur Konzeption der nunmehr abgeschlossenen modellhaften Erprobung von vielfältigen Maßnahmen, die als Gesamtheit zur Verbesserung der Arbeitssituation des Pflegepersonals wirksam und geeignet sind.

In einem bis dahin im Krankenhaus- und Pflegebereich einmaligen Verbundvorhaben ist es gelungen, die Empfehlungen der Landespflegekonferenz praxisnah weiter zu entwickeln und daraus für sieben Krankenhäuser im Land verschiedene Modellmaßnahmen abzuleiten. Diese Modellmaßnahmen beziehen sich auf krankenhausinterne Veränderungen. Es wurde von der Grundannahme ausgegangen, daß mit veränderten Rahmen- und Arbeitsbedingungen für die Pflegenden wieder mehr berufliche Zufriedenheit und Freude an und in der Pflege erreicht werden kann.

Die Maßnahme-Konzeption wurde fachlich und inhaltlich unter Beteiligung der Vertreterinnen und Vertreter der Pflegeberufe sowie der Firma Prognos AG in Zusammenarbeit mit dem Ministerium für Arbeit, Soziales, Familie und Gesundheit entwickelt.

Gegenstand der Erprobung waren zum einen neue Arbeitszeit- und Organisationsmodelle sowie die Einrichtung von pflegeentlastenden Diensten, zum Beispiel Stationssekretärinnen.

Weiterhin wurden Maßnahmen zur Verbesserung der praktischen Ausbildung in den Pflegeberufen in Form von Praxisanleitungen und die Qualifizierung des Pflegepersonals zum Beispiel im Bereich der Pflegeplanung und der Pflegequalität in das Projekt einbezogen.

Die Auswahl der Krankenhäuser richtete sich nach dem Kriterium eines möglichst breiten Spektrums der beteiligten Einrichtungen.

Aus diesem Grund wurden in Abstimmung mit der Landeskrankenhausgesellschaft und den gesetzlichen Krankenkassen Krankenhäuser verschiedener Träger und unterschiedlicher Versorgungsstufen als Modellkliniken ausgewählt.

Es sind dies in alphabetischer Reihenfolge der Standorte: Die Landesnervenklinik Andernach, das Städtische Krankenhaus Frankenthal[1], das Klinikum Kaiserslautern, das Klinikum der Stadt Ludwigshafen, das Klinikum der Johannes Gutenberg-Universität in Mainz, das St. Elisabeth-Krankenhaus in Mayen und das Krankenhaus der Barmherzigen Brüder in Trier.

Die Durchführung der wissenschaftlichen Begleitung der Modellprojekte wurde an die Firma Prognos AG übertragen.

Die fachliche Begleitung wurde durch einen Projektbeirat sichergestellt. Er setzte sich aus Vertreterinnen und Vertretern der Pflege-

---

[1] Vom Städtischen Krankenhaus Frankenthal liegt kein Bericht vor.

berufe, der Gewerkschaften und Berufsverbände, der Krankenkassenverbände, der Landeskrankenhausgesellschaft und des Projektträgers zusammen.

Die zentrale Problematik für die Umsetzung der in den Konzeptionen aufgeführten Modellmaßnahmen lag in der Finanzierung des hierdurch entstehenden Mehraufwandes an Personal- und Sachmitteln.

In Verhandlungen zwischen den Krankenhausträgern, den Landesverbänden der gesetzlichen Krankenkassen und dem Ministerium für Arbeit, Soziales, Familie und Gesundheit wurden Art, Umfang und Zeitplanung der einzelnen Vorhaben erörtert und abgestimmt.

Die Leistungen der gesetzlichen Krankenkassen umfaßten ausschließlich Mittel für Personalkosten; die Eigenanteile der Krankenhausträger und die Zuschüsse des Landes betrafen die Finanzierung von Arbeitsmitteln und von Umbaumaßnahmen auf den Modellstationen. Das Ministerium für Arbeit, Soziales, Familie und Gesundheit Rheinland-Pfalz hat insgesamt sechs Millionen DM übernommen und zusätzlich die wissenschaftliche Begleitung finanziert.

Die Gesamtlaufzeit der unter Praxisbedingungen durchzuführenden Modellerprobungen erstreckte sich in jeder Klinik über einen Zeitraum von zwei Jahren.

Abweichend hiervon wurde an der Landesnervenklinik Andernach wegen des späteren Einstiegs die Modellmaßnahme innerhalb von 18 Monaten durchgeführt. Mit dem 30. Juni 1994 waren sämtliche Modellmaßnahmen beendet.

Die einzelnen Modellvorhaben wurden in vollständiger Eigenverantwortlichkeit der jeweiligen Kliniken durchgeführt.

Der Abschlußbericht der Firma Prognos AG liegt nun vor. Die darin enthaltenen Darstellungen der Ergebnisse und Bewertungen der wissenschaftlichen Begleitung sind nachstehend zusammengefaßt.

1. Die Verlagerung patientenferner oder pflegefremder Tätigkeiten auf andere Dienste, wie zum Beispiel Stationssekretärinnen oder Versorgungsassistentinnen und Versorgungsassistenten sowie die Erweiterung des Patiententransportdienstes haben sich als wesentliche Entlastung für das Pflegepersonal erwiesen.
Mit diesen Maßnahmen ist die Arbeitszufriedenheit des Pflegepersonals deutlich zu steigern, weil für die eigentliche Pflege nun

mehr Zeit verfügbar ist und Tätigkeiten patientenbezogen und zusammenhängend verrichtet werden können.

2. Bei der Arbeitszeit- und Dienstplangestaltung haben sich die Veränderungen zur Fünf-, beziehungsweise 5,5-Tage-Woche bei entsprechender Personalplanung als positive Maßnahme herausgestellt.
In einigen Kliniken wurden zudem eine Kernarbeitszeit und Teilzeitarbeitsplätze geschaffen.
Diese Maßnahmen werden grundsätzlich vom Pflegepersonal positiv beurteilt; sie erfordern jedoch eine sorgfältige Abstimmung mit anderen Berufsgruppen im Krankenhaus.
Die dazu erforderliche Bereitschaft kann nicht in allen Fällen vorausgesetzt werden; hier ist noch weit über die Modellzeit hinaus erheblicher Aufklärungsbedarf gegeben.

3. Die Modellmaßnahmen zur Verbesserung der Pflegequalität haben sich auch auf veränderte Formen der Pflegesysteme gerichtet, so auf die Umstellung von Funktions- zur Bereichspflege.
Dies bedeutet, daß der Beziehungsaspekt zwischen dem kranken Menschen und der Pflegeperson deutlicher in den Vordergrund tritt, daß die Krankenschwester oder der Krankenpfleger Informationen und Verläufe über den Genesungs- beziehungsweise Erkrankungszustand des Patienten besser erkennen und die Maßnahmen zielgerichtet anwenden kann.
Aus dieser Arbeit resultiert sowohl für den kranken Menschen, als auch für die Pflegenden eine höhere Zufriedenheit.

4. Die Möglichkeiten zur Verbesserung der praktischen Ausbildung wurden von Praxisanleiterinnen und Praxisanleitern in fünf der sieben Krankenhäuser durchgeführt.
Generell hat sich erwiesen, daß der berufliche Nachwuchs in der praktischen Ausbildung durch diese speziell geschulten Krankenschwestern und Krankenpfleger besser betreut und angeleitet werden kann. Mit dieser Maßnahme ist eine deutliche Steigerung der Qualität der praktischen Ausbildung zu erreichen.

5. Mit den modellhaften Veränderungen der Arbeitsablauforganisation sollte erreicht werden, daß die Arbeitsgänge auf den Modellstationen pflegebezogen koordiniert werden.

Hierzu sind in erster Linie Abstimmungen mit anderen Berufsgruppen, wie zum Beispiel die Festlegung von Visitenzeiten mit dem ärztlichen Dienst zu nennen. Es gehören dazu aber auch die Festlegung verbindlicher Untersuchungszeiträume oder Annahmezeiten bei den Funktionsabteilungen des Krankenhauses, wie Röntgenabteilung oder Labor.

Die Ergebnisse der Modelle belegen eindrucksvoll, daß es nicht alleine damit getan ist, daß der Pflegedienst durch interne Gestaltung seine eigenen Arbeitsabläufe anders gliedert. Es kommt ganz wesentlich darauf an, in welcher Weise es gelingt, das Zusammenwirken aller Berufsgruppen im Krankenhaus aufeinander abzustimmen. Erheblicher Koordinations- und Kooperationsbedarf besteht hier insbesondere beim ärztlichen Dienst.

Gerade für die Festlegung von Visitenzeiten sind die in den Modellen gemachten Erfahrungen hier noch nicht als zufriedenstellend zu bezeichnen, weil es zu oft dazu gekommen ist, daß seitens der Ärztinnen und Ärzte die Vereinbarungen mit dem Pflegedienst nicht eingehalten werden konnten.

Die Veränderungen der Arbeitsablauforganisation werden also auch über das Modell hinaus noch ein wesentlicher Merkpunkt für die Führungsgremien der Krankenhäuser sein, um für den Pflegedienst zufriedenstellende Arbeits- und Rahmenbedingungen herzustellen. Anstelle von berufsständischem und berufsgruppenbezogenem Denken im Krankenhaus ist es unerläßlich, daß zukünftig verstärkt interdisziplinär zusammengearbeitet werden muß, um dem Ziel einer bestmöglichen Versorgung der kranken Menschen gerecht werden zu können und zugleich Qualität und Wirtschaftlichkeit der Dienstleistung im Krankenhaus zu gewährleisten.

Zusammenfassend ist festzustellen, daß die ergriffenen Maßnahmen der Landesregierung Rheinland-Pfalz einen wichtigen Beitrag zur Behebung des Pflegenotstandes geleistet haben.

Mit den Modellmaßnahmen sind wertvolle Impulse gesetzt worden, die nunmehr das Management der Krankenhäuser in die Lage versetzen, von den entsprechenden Möglichkeiten verbesserter Arbeitsbedingungen für das Pflegepersonal Gebrauch zu machen und damit längerfristig ein Instrument zur Personalentwicklung und Personalförderung nutzen zu können.

Den in den Modellen festgestellten Mehrbedarf an Personal, z. B. für Stationsassistenten oder Praxisanleitungen, gilt es nun in den Budgetverhandlungen abzusichern. Eine Verbesserung der Arbeitssituation des Pflegepersonals ist nicht kostenneutral zu erzielen. Hier sind insbesondere die Kostenträger, aber auch der für die Personalberechnung zuständige Bundesminister für Gesundheit aufgerufen, eine verbesserte Personalausstattung der Krankenhäuser zu gewährleisten.

Mit den Modellmaßnahmen hat sich sehr deutlich gezeigt, welche mühsamen, arbeitsintensiven und langwierigen Prozesse mit Veränderungen verbunden sind. Allen Verantwortlichen in der Pflegedienstleitung, in der Verwaltung und ganz besonders im ärztlichen Dienst kommt hierbei eine wichtige Rolle zu. Sie müssen diese Veränderungen mit allen daraus resultierenden Konsequenzen begleiten und unterstützen. Somit sind modellhafte Erprobungen nicht nur auf ihre eigentliche Laufzeit zu begrenzen, sondern der einmal begonnene Weg muß weitergegangen werden.

Gerade in den Modellmaßnahmen wurde erkennbar, daß Mitarbeiterinnen und Mitarbeiter im Pflegedienst langfristig nur durch die Verbesserung der Struktur- und Arbeitsbedingungen im Krankenhaus zu halten sein werden.

Es ist Anliegen der Erfahrungsberichte aus den Modellkliniken, Veränderungen auch in anderen Einrichtungen anzuregen, zu motivieren und auch die Verwertung der gewonnenen Erkenntnisse anderen zugänglich zu machen.

Allen Projektbeteiligten sei für ihr Engagement, für Offenheit, Kreativität und auch für das Lernen aus Fehlern sehr herzlich gedankt. Innovationen erfordern Mut und Wagnis und in den Modellerfolgen in Rheinland-Pfalz wurde bewiesen, daß sich der Einsatz lohnt!

Attraktivitätssteigerung des Pflegeberufes Modellprojekt an der Landesnervenklinik Andernach

Von Wolfgang Willenberg

Inhaltsübersicht:
Ausgangslage
Voraussetzungen für das Projekt
Planung/Organisation
Inhalte und Ziele des Modellprojekts
Ergebnisse des Modellprojekts

Die Landesnervenklinik Andernach, Akademisches Lehrkrankenhaus der Universität Mainz, ist ein Fachkrankenhaus für Psychiatrie und Neurologie in der Trägerschaft des Landes Rheinland-Pfalz. Im Jahre 1876 wurde sie als Heil- und Pflegeanstalt eröffnet und verfügt zur Zeit über 877 Betten.

In der Klinik sind folgende Fachbereiche vertreten:
- Akutpsychiatrie
- Langzeitpsychiatrie
- Rehabilitationsabteilungen im Akut- und Langzeitbereich
- Entgiftung/Suchtabteilung
- Gerontopsychiatrie
- Oligophrenie
- Tagesklinik
- Neurologie

Ebenfalls zur Landesnervenklinik gehört die räumlich ausgelagerte forensische Abteilung Nette-Gut mit 118 Betten. Zur Versorgung der Patienten verfügt die Klinik über 443 Planstellen im Pflegedienst, von denen z. Zt. 428 Stellen besetzt sind. (Stand: August 1994)

Ausgangslage

Die Landesnervenklinik Andernach war – neben der psychiatrischen Abteilung am Allgemeinkrankenhaus in Frankenthal – als einziges psychiatrisches Krankenhaus am Modellprojekt des Landes Rheinland-Pfalz zur Attraktivitätssteigerung des Pflegedienstes beteiligt. Im Vergleich zu den beteiligten Allgemeinkrankenhäusern werden sich bei der Beschreibung des Projekts sicher Gemeinsamkeiten, aber auch eine Reihe psychiatriespezifischer Unterschiede herausstellen.

Gemeinsam ist mit Sicherheit allen Häusern, daß sie gleichermaßen unter dem Pflegenotstand leiden, der bekanntlich den Ausschlag für das Zustandekommen eines solchen Projekts ergeben hat. Die Gründe für die heutige Situation des Pflegedienstes sind in den vergangenen Jahren vielfach Gegenstand der öffentlichen Diskussion gewesen. Und wie bei vielen Mißständen gilt auch hier: Die Diagnose ist relativ einfach, die Therapie dagegen äußerst schwierig.

Wenn immer wieder von den vielfältigen Belastungen, den schlimmen Arbeitsbedingungen die Rede ist, denen Pflegende ausgesetzt sind, muß man natürlich zunächst diese Belastungen genauer unter die Lupe nehmen, also für jedes einzelne Krankenhaus die Differentialdiagnose stellen, um zu einer angemessenen Therapie zu gelangen. Auch in der LNK Andernach hängt die berufliche Unzufriedenheit der Pflegenden mit den bekannten Arbeitsbedingungen zusammen:

- knapp bemessene Planstellen (trotz des durch die PsychPV bedingten Zuwachses von 50 Stellen seit 1991),
- zwar sind fast alle Planstellen besetzt, sobald aber der „quantitative" Pflegenotstand beseitigt ist, wird der „qualitative" Notstand sichtbar,
- relativ hoher Krankenstand, dadurch bedingt häufiges „Einspringen" des gesunden Pflegepersonals in der eigentlich verplanten Freizeit und häufiges Ablösen auf anderen Stationen,

- häufige Überbelegung der Stationen mit den daraus resultierenden Belastungen,
- daraus folgend hohe Fluktuation im Pflegedienst, so daß „eingespielte Teams" eher die Ausnahme als die Regel sind.

Dies ist aber nur der „offensichtliche" und auch von anderen im Krankenhaus tätigen Berufsgruppen relativ problemlos anerkannte Teil der Belastungen, denen Pflegende ausgesetzt sind. Hinzu kommen jedoch noch eine Reihe anderer Faktoren, die nicht ohne weiteres allseits akzeptiert werden und die viel mit dem beruflichen Selbstverständnis der Pflegenden und der ihnen zugewiesenen Rolle im Gesundheitswesen zu tun haben. Dazu gehören beispielsweise:

- zahlreiche „berufsfremde Tätigkeiten", die einen großen Teil des Arbeitsalltags der Pflegenden einnehmen,
- Kommunikationsprobleme mit anderen Berufsgruppen, aber auch innerhalb des Pflegedienstes selbst,
- die mangelnde Eigenverantwortlichkeit (gleichzeitig aber sollen Pflegende Verantwortung tragen, ohne selbst viel zu sagen zu haben),
- die weit verbreitete Unklarheit hinsichtlich der Bedeutung der Pflege am Erfolg der Behandlung,
- dadurch bedingt, zuwenig „Erfolgserlebnisse": Mißerfolge bei der Behandlung der Patienten werden von den Pflegenden häufig sich selbst zugeschrieben, während Erfolge bei der Behandlung meist auf das Konto anderer Berufsgruppen verbucht werden,
- zu wenig Erfolgserlebnisse führen aber – bewußt oder unbewußt – zwangsläufig zu der Frage: Wofür arbeite ich eigentlich? Was will ich erreichen? Welche Anreize gibt es für mich?

Können diese Fragen nicht zufriedenstellend beantwortet werden, ist die Gefahr der Resignation bis zur inneren oder tatsächlichen Kündigung sehr groß.

Als weiteres Problem kommt hinzu, daß zur Beantwortung dieser Fragen Zeit, Ruhe und innerer Abstand notwendig sind und viele Pflegende im Streßbetrieb Krankenhaus keine „Atempause" haben, um Strategien zur Veränderung ihrer beruflichen Situation zu entwickeln. Die Arbeit ist oft „negativ besetzt", wird vom Einzelnen „hinter sich gebracht", um in der Freizeit so weit wie möglich abzuschalten, in dieser Zeit eben „wirklich zu leben". „Freude und Zufriedenheit am Beruf haben" ist die Ausnahme und klingt als Forderung für viele Pflegende utopisch.

Dabei ist es müßig, die „Schuldfrage" klären zu wollen, ob also bestimmte Strukturen entstanden sind, weil Pflegende sie mehr oder weniger selbst so gestaltet haben, oder ob sie den Pflegenden von anderen aufgedrängt wurden. Wichtiger erscheint es mir, sich zu fragen, welche Dinge von den Pflegenden selbst veränderbar sind und vor allem, mit welcher Strategie – wie man also den Berufsstand attraktiver gestalten kann.

Und wenn Pflegende dies nicht dauerhaft selbst in die Hand nehmen, wer soll es dann tun? Ein Modellprojekt kann dafür nur den Anstoß geben.

Voraussetzungen für das Projekt

Die erste Voraussetzung, um einem solchen Projekt eine Erfolgschance zu geben, ist ebenso zentral wie banal: Die Klinikleitung, das Pflegepersonal selbst und alle im Krankenhaus beschäftigten Berufsgruppen müssen offen sein für Veränderungen. Daß dies keine Selbstverständlichkeit ist, muß wohl nicht weiter ausgeführt werden.

Im Hinblick auf die oben beschriebenen Belastungen des Pflegepersonals bedeutet dies vor allem, daß die bestehenden Strukturen der Zusammenarbeit, die Rollenverteilung in der Klinik in Frage gestellt werden dürfen, ohne daß sich die verschiedenen Berufsgruppen von vornherein in eine Abwehrhaltung begeben. Dazu gehört auch, die Notwendigkeit eines solchen Projektes zu erkennen, was – jedenfalls nach den Erfahrungen in der LNK Andernach – eher von der Persönlichkeit des Einzelnen abhängig ist als von der Zugehörigkeit zu einem bestimmten Berufsstand. Denn innerhalb aller Berufsgruppen, einschließlich des Pflegepersonals, standen anfangs eine ganze Reihe von Mitarbeiter/innen dem Projekt skeptisch gegenüber.

Es mag zunächst überraschend klingen, wenn ein Projekt mit dem Titel „Attraktivitätssteigerung des Pflegeberufes" beim Pflegepersonal selbst nicht auf einhellige Zustimmung trifft. Aber jahrelange Erfahrungen der Pflegenden im Krankenhausbetrieb haben bei vielen zu einer Unzufriedenheit geführt, die nicht so ohne weiteres abzubauen ist und Reaktionen wie „... das bringt doch alles nichts" sind tief verwurzelt, gehören bei vielen zu den unwillkürlichen Reflexen. Zudem geht jede Neuerung mit einer gewissen Unsicherheit einher, die es erst einmal auszuhalten gilt.

Daraus ergibt sich als weitere Voraussetzung, daß zunächst eine Bestandsaufnahme (wo stehen wir, wo wollen wir hin) durchgeführt werden muß, daraus klare Ziele der einzelnen Modellmaßnahmen festzulegen sind und dies – als wichtigstes – mit den betroffenen Mitarbeiter/innen gemeinsam. Denn Chancen auf Erfolg kann ein solches Projekt nur haben, wenn die Mitarbeiter/innen es nicht „über sich ergehen lassen", sondern von Anfang an in die Planungen miteinbezogen sind, es als etwas erleben, wo eigene Initiative, Engagement, Selbst-Gestalten-Wollen sich lohnen, wo also die eingangs gestellte Frage „wofür arbeite ich? was will ich erreichen?" eindeutig beantwortet werden kann. Denn mehr Eigenverantwortung und mehr Selbstorganisation bei der Gestaltung des Arbeitsumfeldes ist ein Weg, dem Pflegeberuf mehr Attraktivität zu verschaffen.

Dies ist der Punkt, wo auch von anderen Berufsgruppen ein Umdenken erforderlich ist, denn selbstbewußtes Pflegepersonal, das sich Gehör verschafft, berechtigte Forderungen aufstellt und begründet, sich den eigenen Wert an der Behandlung bewußt macht und eigene Kompetenzen formuliert, ist eben ein ernstzunehmenderer Gesprächspartner, als dies lange Jahre der Fall war.

Weiterhin zu beachten ist bei der konkreten Gestaltung eines Projekts, nicht zu viele Maßnahmen gleichzeitig in Angriff nehmen zu wollen, da die Gefahr des „sich verzettelns" groß ist. Bei den vielen Dingen im Krankenhaus, die von Pflegenden als veränderungsbedürftig erkannt werden, wird schnell des Guten zuviel getan.

Nicht alles läßt sich aber auf Dauer durchhalten, überfordert vielleicht auch die Beteiligten und wird dann als Mißerfolg erlebt: Weniger ist oft mehr.

Das rheinland-pfälzische Projekt wurde von der Fa. Prognos wissenschaftlich begleitet. Ob die wissenschaftliche Begleitung durch ein unabhängiges Institut eine unabdingbare Voraussetzung zur Durchführung eines solchen Projekts ist, ist aus meiner Sicht schwer zu beurteilen. Wollte man diese Frage bejahen, würde dies für andere, an ähnlichen Projekten interessierte Häuser schon aus Kostengründen eine hohe Hürde darstellen. Fest steht jedoch, daß eine Begleitung von Außenstehenden sehr hilfreich ist, wenn es darum geht, andere Sichtweisen in den Krankenhausbetrieb einzubringen und Verhaltensweisen und Organisationsstrukturen auf den Prüfstand zu stellen, die sich in großen Kliniken im Laufe der Jahre verfestigen und intern nur sehr schwer in Frage gestellt werden können.

Modellbeschreibung

Zur Teilnahme am Modellprojekt wurden in der Landesnervenklinik Andernach zwei akutpsychiatrische und zwei gerontopsychiatrische Stationen ausgewählt.

Bei den akutpsychiatrischen Stationen (eine Frauen- /eine Männerstation) handelte es sich um geschlossene Aufnahmestationen mit je 26 Betten, auf denen Kranke mit akuten schizophrenen Psychosen, Manien, Depressionen, schweren Zwangs- oder Angstneurosen und suizidale Patienten behandelt werden. Den Stationen stehen für den Pflegedienst jeweils 15,5 Planstellen zur Verfügung, wobei auf beiden Stationen Doppel-Nachtwachen eingerichtet sind, so daß im Tagdienst noch 11,5 Mitarbeiter/innen arbeiten.

Bei den gerontopsychiatrischen Stationen handelte es sich um eine geschlossene Aufnahmestation mit 22 Betten sowie eine geschlossene Akutstation mit 36 Betten, wobei beide Stationen gemischtgeschlechtlich geführt werden. Das Klientel dieser Stationen sind Menschen im Senium mit psychiatrischen, besonders demenziellen Erkrankungen. Der Aufnahmestation stehen 16,5 Planstellen im Pflegedienst zur Verfügung, die Akutstation ist mit 21 Planstellen besetzt, wobei auch hier im Nachtdienst jeweils Doppel-Nachtwachen eingesetzt sind.

Planung/Organisation

Im Herbst 92 wurden erste Gespräche des Direktoriums mit der Prognos AG als wissenschaftlichem Begleitinstitut geführt. Hierbei wurden die organisatorischen Rahmenbedingungen und das auf die spezifischen Bedingungen der LNK Andernach zugeschnittene Konzept des Modellprojekts festgelegt.

Zur Organisation des Projekts wurden 1,5 Planstellen für den Pflegedienst geschaffen, die mit zwei Fachkrankenschwestern für Psychiatrie besetzt wurden, wobei die bekannte Fluktuation im Pflegedienst auch diese beiden Stabsstellen betraf: Die Vollzeitkraft beendete ihre Arbeit nach etwa einem halben Jahr und wurde durch einen Fachpfleger für Psychiatrie ersetzt, die Halbtagskraft schied nach ca. einem Jahr aus der Projektorganisation aus. Diese Halbtagsstelle wurde nicht mehr besetzt. Die Stabsstellen waren direkt der Pflegedienstleitung unterstellt.

Die Aufgabe der wissenschaftlichen Begleitung war „zum einen, die Klinik bei der Koordination des Projektablaufs zu unterstützen und zum anderen, die für die Entwicklung und Erprobung von Modellmaßnahmen relevanten Informationen und Daten zu erfassen. Darüber hinaus sollten die Wirkungen der Modellmaßnahmen untersucht und bewertet werden." (Prognos, April 93)

Der erste Schritt hierzu war die Erstellung einer Ist-Analyse, in der die Gesamtsituation der LNK Andernach und speziell der Situation des Pflegedienstes beschrieben wurde. Zu diesem Zweck wurden im November 92 von der Prognos AG Einzelinterviews und Gruppendiskussionen durchgeführt mit Pflegenden der vier Modellstationen sowie den zuständigen Abteilungs- und Stationsärzten, Psychologen und Sozialarbeitern, der Klinikleitung, des Personalrats, der Projektleitung sowie der an der LNK ansässigen Weiterbildungsstätte zum Fachpfleger/schwester für Psychiatrie. Besonderes Gewicht wurde dabei auf die Aussagen der Pflegenden zu ihrer gegenwärtigen Arbeitssituation gelegt.

Daraus ergibt sich, daß die Ist-Analyse bezüglich der Landesnervenklinik keine „objektiven Tatbestände" ausdrücken wollte, sondern die Lage der LNK aus der subjektiven Sicht in erster Linie des Pflegedienstes abgebildet hat.

Anfang 93 lag die Ist-Analyse in der Klinik vor und sorgte für einige Aufregung und Diskussionen auf allen Ebenen. Denn die Aussagen, die hierin wiedergegeben wurden, beinhalteten herbe Kritik an den klinikinternen Arbeitsbedingungen, insbesondere der hierarchischen Strukturen, an der als „aufgebläht" wahrgenommenen Bürokratie sowie an den vielfältigen Kommunikations- und Informationsstörungen.

Nachdem sich die erste Aufregung hierüber gelegt hatte, wurde auch der positive Effekt einer solchen „drastischen" Darstellung erkennbar, hatte er doch den dringend notwendigen Handlungsbedarf der Situation des Pflegedienstes für alle Beteiligten überdeutlich sichtbar gemacht. Außerdem enthielt der Bericht auch konstruktive Vorschläge, wie auf die allgemein herrschende Unzufriedenheit reagiert werden könnte.

Neben der schon angesprochenen Installierung einer Projektleitung wurde ein berufsübergreifendes Gremium geschaffen, das sich neben dem Direktorium der Klinik aus all jenen zusammensetzte, die auch Interview-Partner bei der Erstellung der Ist-Analyse gewesen waren, also ein relativ großer Kreis von ca. 20 Personen. Dieses Gremium trat während der gesamten Projektlaufzeit in etwa sechswöchigem Rhythmus zusammen, um über den bisherigen und weiteren Verlauf des Projekts, Erfolge und Schwierigkeiten zu beraten. Die Moderation übernahm jeweils der Mitarbeiter der Prognos AG, der an diesen Tagen in die Klinik kam. Für die Einladungen, Festsetzung der Tagesordnungspunkte und Ergebnisprotokolle war die Projektleitung zuständig.

Obwohl Gremien dieser Größe oftmals dazu neigen, Debatten zu führen, die sich im Kreis drehen und keine Ergebnisse hervorbringen, traf dies zum Glück auf diese Gruppe nicht zu. Ganz im Gegenteil, im nachhinein läßt sich sagen, daß das Projekt ohne dieses Gremium in Andernach nicht so erfolgreich verlaufen wäre. Denn die Atmosphäre war ausgesprochen sachlich und konstruktiv und trug einiges zur Verbesserung der in der Ist-Analyse beschriebenen Kommunikationsprobleme bei.

Zwar ergab es sich aus der Thematik des Modellprojekts, daß die „Scheinwerfer" in erster Linie auf das Pflegepersonal gerichtet waren, aber in dieser Gruppe fand ein wirklicher Austausch über die Probleme der verschiedenen Berufsgruppen statt und dies nicht nur in einer Richtung. In diesem Zusammenhang muß man die Einstellung der nicht-pflegerischen Berufsgruppen während des Modellprojekts ausdrücklich anerkennen, die ebenso wie der Pflegedienst selbst konstruktiv an Verbesserungsmaßnahmen mitgewirkt haben.

Der Pflegedienst profitierte von den Treffen dieses Gremiums aber auch noch in anderer Weise:

- Denn, wenn immer wieder von Kommunikationsstörungen im Klinikbetrieb die Rede ist, liegt dies nicht allein am hierarchischen Aufbau, an der Informationsfilterung von oben nach unten oder am Desinteresse der anderen Berufsgruppen gegenüber den Problemen des Pflegedienstes, sondern auch daran, daß Pflegende oft davon ausgehen, daß alle Außenstehenden die Probleme des Pflegedienstes doch schon auf den ersten Blick klar erkennen und diese daher nicht ausdrücklich angesprochen und erklärt werden müßten.

Dies ist natürlich ein Trugschluß und die Sitzungen dieses Gremiums brachten es mit sich, daß die Pflegenden verstärkt über ihre Arbeit reflektierten und dies bei den jeweiligen Treffen auch vortrugen und begründeten.

Eine weitere Institution, die während der Projektlaufzeit gebildet wurde und regelmäßig zusammentrat, war die Stationsleiterbesprechung der vier Modellstationen mit der Projektleitung. Bei diesen Treffen wurden die Sitzungen des oben beschriebenen Gremiums vor- und nachbesprochen, Detailprobleme bei der Umsetzung der Modellmaßnahmen auf den einzelnen Stationen erörtert und Erfahrungen zwischen den Modellstationen ausgetauscht. Denn bei aller Einvernehmlichkeit zwischen den verschiedenen Berufsgruppen gibt es natürlich auch weiterhin bestimmte Dinge, die Pflegende zunächst einmal „unter sich" besprechen sollten.

Der „offizielle Startschuß" für das Projekt erfolgte im Rahmen einer Einführungsveranstaltung am 8. Mai 1993, zu der neben den Mitarbeiter/innen der Landesnervenklinik auch Vertreter des Krankenhausträgers, der Prognos AG sowie die Presse eingeladen waren. Es wurde ein Überblick über die Hintergründe des Projekts und die konkret beabsichtigten Modellmaßnahmen gegeben und die Bedeutung eines solchen Projekts auch für die Öffentlichkeit deutlich gemacht.

Bereits zu diesem Zeitpunkt zeichnete sich ab, daß die zunächst vereinbarte Laufzeit des Projekts, bis zum 31. Dezember 1993, zu kurz bemessen war, um die angestrebten Ziele zu erreichen. Dies war auf verschiedenen Besprechungen erörtert worden und die Klinik hatte sich bereits beim offiziellen Start dafür entschieden, beim Träger eine Verlängerung des Projekts zu beantragen. Dieser Antrag wurde später vom Träger genehmigt und das Projekt bis zum 30. Juni 1994 verlängert.

Damit waren die Vorarbeiten abgeschlossen, die Voraussetzungen zur Durchführung und die organisatorischen Rahmenbedingungen geschaffen – das Projekt konnte beginnen.

Inhalte und Ziele des Modellprojekts

Drei wesentliche Modellmaßnahmen waren vereinbart worden:
1. *Modellmaßnahme:* Interne und externe Fortbildung
   Zielsetzung: Erweiterung der beruflichen Kompetenzen
2. *Modellmaßnahme:* Einsatz von Hauswirtschaftshilfen auf den Stationen
   Zielsetzung: Entlastung des Pflegepersonals von pflegefremden Tätigkeiten
3. *Modellmaßnahme:* Supervision
   Zielsetzung: Hilfestellung bei der Bewältigung von Krisen und Konfliktsituationen

Fortbildung

Die bisherige Situation in der Landesnervenklinik Andernach bezüglich Fortbildung sah so aus, daß einmal monatlich alle Mitarbeiter/innen des Pflegedienstes zu einer internen Fortbildung eingeladen wurden, wobei die Dozenten hierfür sich vorwiegend aus der LNK selbst rekrutierten, und hier hauptsächlich aus der Ärzteschaft. Die Teilnahme des Pflegepersonals an externen Fortbildungen war ebenfalls möglich, wegen des relativ geringen Fortbildungsbudgets der Klinik aber nur in sehr begrenztem Umfang.

Für die vier Modellstationen wurde im Zuge des Modellprojekts ein gesondertes, großzügiges Budget zur Teilnahme an externen Fortbildungen zur Verfügung gestellt. Davon wurde in der Weise Gebrauch gemacht, daß entweder einige Mitarbeiter/innen an entsprechenden externen Seminaren teilnahmen oder aber Fortbildungsinstitute in die Klinik geholt wurden, um z. B. ganztägige Seminare in der LNK abzuhalten. Dies im Vergleich zur bisherigen Praxis in wesentlich umfangreicherer Form.

Außerdem wurde für die Modellstationen ein umfassendes internes Fortbildungskonzept entwickelt. Zuständig hierfür waren die Mitarbeiter/innen der Stationen selbst, die Projektleitung sowie ein Leitender Abteilungsarzt und ein Diplom-Psychologe.

Das Konzept sah vor, daß einmal wöchentlich zu von den Stationen selbst bestimmten Zeiten eine Stunde Fortbildung angeboten wurde. Die Dozenten (Pflegende, Ärzte, Sozialarbeiter, Psychologen) kamen aus der LNK und hielten die Fortbildung auf den jeweiligen Stationen selbst ab.

Um allen Mitarbeiter/innen die Teilnahme zu ermöglichen, wurde ein Thema jeweils zwei Wochen hintereinander angeboten. Diese Art der Fortbildung hatte den Vorteil, daß die Themen während der normalen Arbeitszeit praktisch an die Mitarbeiter/innen herangetragen wurden, ohne daß sie die Stationen verlassen mußten.

Im Vergleich zu den bisher üblichen, oben beschriebenen „großen" Fortbildungen für alle Mitarbeiter/innen der Klinik (die natürlich erhalten blieben) bestand ein weiterer Vorteil der stationsbezogenen Fortbildung darin, daß relativ kleine Gruppen teilnahmen und daher mehr Gelegenheit zur Diskussion bestand. Außerdem konnten die Themen spezifischer auf die Bedürfnisse der Akut- bzw. Gerontopsychiatrie zugeschnitten werden. Hierbei kam es auch häufig vor, daß Mitarbeiter/innen in ihrer Freizeit zu diesen Terminen in die Klinik kamen.

Als nachteilig stellte sich bei dieser Art der Fortbildung heraus, daß es auf den Stationen, obwohl geeignete Räumlichkeiten vorhanden waren, immer wieder zu Störungen der Fortbildung durch den normalen Stationsbetrieb kam. Dies wurde sowohl von den Pflegenden der Stationen, vor allem aber von den als Dozenten tätigen Mitarbeiter/innen bemängelt. Außerdem war mit dem wöchentlichen Rhythmus schon fast ein „Überangebot" an Fortbildung installiert worden.

Beide Punkte waren auch insofern von Bedeutung, weil dieses System sich nach Beendigung des Projekts schon aus organisatorischen Gründen wohl kaum auf die gesamte Klinik hätte übertragen lassen.

Ende 1993 wurde eine erste Zwischenbilanz gezogen, sowohl klinikintern als auch in Form einer „Zwischenevaluation", die von der Prognos AG wiederum mit Hilfe von Interviews erstellt wurde.
Die Bewertung der erfolgten Fortbildungsmaßnahmen soll an dieser Stelle mit Zitaten aus dem Prognos-Bericht vorgenommen werden:

„Sowohl mit den internen als auch den externen Fortbildungen wurde eine unübersehbare Professionalisierung der Pflege in Gang gebracht. Dies betrifft nicht nur die Initiierung konkreter Maßnahmen und Aktivitaten auf den Stationen, sondern ebenso die sehr viel schlechter zu operationalisierende, d. h. durch meßbare Ergebnisse begrifflich zu machende, jedoch dennoch zu erkennende Sensibilisierung des Pflegepersonals für ein modernes Verständnis psychiatrischer Pflege.

...Hinsichtlich der von den Pflegenden vorgenommenen Bewertung der Fortbildungsinhalte zeigt sich eine recht deutliche Zweiteilung der Meinungsäußerungen. Kritik an der inhaltlichen Ausrichtung kommt in erster Linie aus dem Mund von Pflegenden, die bereits seit mehreren Jahren in der Psychiatrie tätig sind. Zu viele der vermittelten Themen würden in der bislang dargebotenen Form zu keiner nennenswerten Erweiterung ihrer Qualifikation führen. Demgegenüber werden von den Pflegekräften, die erst seit kürzerer Zeit in der Psychiatrie arbeiten, nicht nur die medizinischen Themen, sondern auch die übrigen Fortbildungen in den meisten Fällen als interessant und hilfreich bezeichnet.

...Die von den Modellstationen geäußerte Kritik an den bislang im Rahmen der klinikinternen Fortbildung vermittelten Inhalten ist jedoch zu relativieren.

...Das auch bei „dienstälteren" Pflegenden mit am größten vorhandene Interesse an den psychiatrie-medizinischen Themen scheint nicht nur darauf zurückzuführen zu sein, daß unter dem Gesamtthema „(geronto-) psychiatrische Krankheitsbilder und Behandlungsformen" Einzelthemen relativ problemlos in Zusammenhang gebracht und subsumiert werden können, sondern sie vermitteln den Eindruck, hilfreiche Instrumente auch für die pflegerische Praxis darstellen zu können. Die über scheinbar klare Begrifflichkeiten (Diagnosen, Symptome usw.) verfügbaren Kenntnisse über Patienten werden als praxisbezogene Hilfen betrachtet.

Themen, die dagegen die eigene Person und die Beziehung zu den Patienten stärker in den Mittelpunkt stellen, werden dagegen – zumindest in gewissem Umfang – als eher uninteressant und für die Praxis nicht richtig hilfreich bezeichnet. Insgesamt betrachtet, entsteht der Eindruck, daß dem Umgang mit medizinischen Fachbegriffen ... möglicherweise mehr Professionalisierungsmöglichkeiten von Seiten der Pflegenden zugeschrieben werden, als einer zu intensivierenden Reflexion der eigenen beruflichen Praxis."

Diese Bewertung wird viele, die in der Psychiatrie arbeiten, nicht überraschen, ist sie doch ein Spiegelbild der überwiegend medizinisch-naturwissenschaftlich ausgerichteten psychiatrischen Praxis, die natürlich auch die Pflegenden betrifft. Dennoch muß festgestellt werden, daß gerade im Rahmen dieser projektbezogenen Fortbildungsmaßnahmen auch zahlreiche Pflegende die Rolle des Dozenten übernommen und spezifisch pflegerische Themen angeboten haben, wobei die ärztlichen Fortbildungen grundsätzlich die am besten besuchten geblieben sind.

Hauswirtschaftshilfen

Die sogenannten berufsfremden Tätigkeiten nehmen in der alltäglichen Arbeit des Pflegepersonals in der LNK Andernach einen breiten Raum ein. Dazu zählen u.a. die Wäscheversorgung, zahlreiche Botengänge, das Auswaschen und Desinfizieren der Betten und vor allem Küchenarbeiten.

Die Klinik verfügt in einem Neubau zwar über eine Bettenzentrale, diese ist aber nur für jene Stationen nutzbar, die in eben diesem Neubau untergebracht sind (ca. ein Viertel der Stationen der LNK). Auf allen übrigen Stationen werden Betten und Nachtschränke vom Pflegepersonal gereinigt und desinfiziert.

Die Essensversorgung ist in der Klinik so geregelt, daß Frühstück und Abendessen auf den Stationen selbst vorbereitet und verteilt werden, das Mittagessen in einem Speisewagen, der das Essen in großen Kübeln warmhält, auf die Stationen gebracht, dort vom Pflegepersonal in Schüsseln umgefüllt und im Speiseraum auf die Tische verteilt wird. Das gesamte Geschirr wird nach den Mahlzeiten auf den Stationen selbst gespült und wieder in Schränke eingeräumt. Im

Extremfall ist dazu, wie z.B. auf der geriatrischen Akutstation, eine Pflegekraft praktisch während ihrer gesamten Arbeitszeit in der Küche gebunden.

Um das Pflegepersonal von diesen Tätigkeiten zu entlasten wurden auf allen Modellstationen Halbtagskräfte aus dem Hauswirtschaftsbereich eingesetzt. Diese waren für die oben beschriebenen Aufgaben zuständig, wobei auf jeder Station unterschiedliche Gewichtungen vorgenommen wurden. Für das Pflegepersonal wurden dadurch Freiräume geschaffen, um einerseits an den angebotenen Fortbildungsveranstaltungen teilnehmen zu können, andererseits aber natürlich, um sich auf die in der Psychiatrie-Personal-Verordnung beschriebenen Regelaufgaben des Pflegepersonals zu konzentrieren.

KM 1	Montag – Donnerstag	07.30 – 11.30 Uhr
	Freitag	08.00 – 11.15 Uhr
G 3	Montag – Mittwoch	14.15 – 18.00 Uhr
	Donnerstag und Freitag	14.00 – 18.00 Uhr
KF 1	Montag – Mittwoch	14.00 – 17.45 Uhr
	Donnerstag und Freitag	14.00 – 18.00 Uhr
KM 2	Montag – Donnerstag.	08.30 – 12.30 Uhr
	Freitag	09.00 – 12.15 Uhr

Arbeitszeiten der Hauswirtschaftshilfen

Diese Maßnahme wurde im Prognos-Bericht folgendermaßen bewertet:

„Seitens aller Modellstationen wird der Einsatz der Hauswirtschaftshilfen als äußerst entlastend erlebt.

Entscheidend für den Nutzen der Hauswirtschaftshilfen ist jedoch nicht die Entlastung selbst, die dem Pflegepersonal zuteil wird, sondern die sich aus den Entlastungen ergebenden Gestaltungsmöglichkeiten. Nach Aussage der Stationsmitarbeiter/innen ist es dem Pflegepersonal sehr viel besser als in der Vergangenheit möglich, die in seiner Verantwortung liegenden Aufgaben auszuführen.

…Verbessert hat sich durch den Einsatz der Hauswirtschaftshilfen die pflegerische Versorgung nicht nur in quantitativer, sondern auch in qualitativer Hinsicht. Von allen Modellstationen wird betont, daß der Tagesablauf sehr viel ruhiger geworden wäre, was sowohl die

Stimmung bei den Mitarbeiter/innen und den Umgang miteinander als auch die Stimmung unter den Patienten und den Umgang des Personals mit diesen in positiver Weise beeinflusse.
...Als problematisch wird bezeichnet, daß die Hauswirtschaftshilfen nur halbtags tätig sind. Auf allen vier Modellstationen fallen nach Aussage der Pflegenden genügend hauswirtschaftliche Aufgaben an, die die Schaffung einer Vollzeitstelle für diese Mitarbeiterinnen rechtfertigen.
Die mit dieser Modellmaßnahme bislang erzielten Effekte stellen bei einer konsequenten Umsetzung eine erhebliche Verbesserung sowohl für die Arbeitssituation der Pflegenden als auch für die Versorgungssituation der Patienten dar."

Supervision

Während die vorangegangenen Modellmaßnahmen trotz einiger Schwachpunkte auf ein einhellig positives Echo von Seiten des Pflegepersonals gestoßen sind, war die Einführung von Supervision von Anfang an bei den Mitarbeiter/innen umstritten.

Mit Beginn des Projekts wurde für die vier Modellstationen jeweils ein(e) Supervisor(in) verpflichtet, der (die) einmal monatlich in die Klinik kommen und Team-Supervision für das Pflegepersonal auf den Stationen durchführen sollte.

Die erste Schwierigkeit bestand darin, daß zahlreiche Pflegende mit dem Begriff „Supervision" vergleichsweise wenig anfangen konnten und die Einführung von Supervision eher mit Ängsten und potentieller Ablehnung als mit Interesse und Neugier erwartet wurde. Infolgedessen wurde auch die dafür aufzubringende Zeit (ca. 1,5 Stunden monatlich) z. B. im Vergleich zu den Fortbildungsveranstaltungen eher als zusätzliche Belastung empfunden und demzufolge war die Teilnahme an den Supervisionssitzungen sehr sporadisch, obwohl selbstverständlich sowohl die Fortbildungen als auch die Supervision vollständig als Dienstzeit angerechnet wurden.

Vielleicht kam bei der Supervision erschwerend hinzu, daß die Maßnahmen des Modellprojekts unter großem Zeitdruck erarbeitet werden mußten und dadurch naturgemäß wenig Gelegenheit bestand, sich mit diesem Thema zunächst theoretisch auseinanderzusetzen.

Konkret stellte sich dies so dar, daß auf einer Modellstation schon nach der ersten Supervisionssitzung die Rückmeldungen ausgesprochen positiv waren, auf einer anderen Station Supervision von Anfang an auf sehr starke Ablehnung stieß und nach vier Sitzungen endgültig beendet wurde.

Auf den übrigen beiden Stationen wurde immer wieder über Sinn und Zweck von Supervision diskutiert, wobei das „Stimmungsbarometer" zwischen Zustimmung und Ablehnung stark schwankte. Im Prognos-Bericht wurde dazu ausgeführt:

„Mit der Implementation stationsbezogener Supervisionsgruppen wurde das Ziel verfolgt, den Mitarbeiter/innen eine systematische Reflexion ihres beruflichen Handelns zu ermöglichen. Zum Zeitpunkt der Zwischenerhebung wurde die Supervision im Vergleich zu den anderen Modellmaßnahmen am kritischsten, ... tendenziell sogar eher negativ bewertet und demzufolge von vielen der befragten Pflegedienstmitarbeiter/innen für wenig hilfreich und eher überflüssig erachtet. Diese, bislang eher als unbefriedigend zu bezeichnenden Ergebnisse der Modellmaßnahme Supervision sind auf verschiedene Ursachen zurückzuführen.

...Insbesondere ist von den Pflegenden zu vernehmen, daß der vom Supervisor verfolgte Ansatz ihnen auch nach mehreren Sitzungen nicht in dem gewünschten Umfang transparent wurde. Die Erläuterung der von ihnen angewandten Konzepte und die Schaffung einer vertrauensvollen Beziehungsebene liegt sicherlich ganz wesentlich in der Verantwortung der Supervisor/innen.

...Voraussetzungen für eine erfolgreiche Supervision sind jedoch nicht nur auf Seiten der Supervisor/innen, sondern ebenso von den Supervisanden in erheblichem Umfang zu erbringen. Supervision verlangt vom Supervisanden eine hohe Bereitschaft zu Introspektion und Selbstöffnung, zu kritischer Selbstreflexion und Auseinandersetzung mit anderen Teilnehmer/innen der Supervisionsgruppe.

...Supervision ist relativ aufwendig und bringt zunächst mehr Konflikte mit sich als sie löst. Sie „rechnet" sich deshalb frühestens mittelfristig, kurzfristige Erfolge sind mit ihr nicht zu erzielen. Wichtig ist zudem, daß Supervision kein Allheilmittel darstellt, ...die bisherigen Erfahrungen können jedoch belegen, daß sie ein geeignetes Instrument für die Bewältigung arbeitsspezifischer Probleme und Konflikte ist. Die Modellmaßnahme sollte deshalb nicht voreilig zu

einem endgültigen Abbruch kommen, sondern es sollte gemeinsam mit den Mitarbeiter/innen der Modellstationen nach entsprechenden Wegen gesucht werden, wie die Supervision als Modellmaßnahme jeweils fortgeführt werden kann."

Dies war der Stand der Modellmaßnahmen im Dezember 1993. Aus den bis dahin gewonnenen Erfahrungen wurden Anfang 1994 Konsequenzen gezogen:

Die internen Fortbildungen wurden nicht mehr wöchentlich auf den Stationen selbst, sondern einmal monatlich außerhalb der Stationen abgehalten. Gleichzeitig wurde der Kreis der angesprochenen Mitarbeiter/innen erweitert. Die Veranstaltungen wurden nicht mehr allein für die vier Modellstationen angeboten, sondern – voneinander getrennt – für den gesamten akut- bzw. gerontopsychiatrischen Bereich. Dadurch wurden die Störungen der Fortbildungen durch den normalen Stationsbetrieb verhindert, die Teilnehmerzahl aber immer noch in „Arbeitsgruppengröße" gehalten.

Die Supervision wurde von den Mitarbeiter/innen einer Station als für sie nicht sinnvoll angesehen und endgültig abgesetzt. Eine andere Station wollte Supervision auch 1994 in unveränderter Form durchführen. Für die übrigen zwei Stationen hatte sich herausgestellt, daß dort die „Chemie" zwischen Supervisor und Supervisanden nicht stimmte und diese nicht zueinander paßten. Für diese beiden Stationen wurde 1994 eine neue Supervisorin verpflichtet und außerdem die Form der Supervision verändert.

War anfangs Supervision ausschließlich für das Pflegepersonal angeboten worden, so wurden 1994 alle auf der jeweiligen Station tätigen Berufsgruppen (Ärzte, Psychologen, Sozialarbeiter, Ergotherapeuten, Stationshilfen) miteinbezogen, welche dieses Angebot auch sofort annahmen.

Bezüglich des Einsatzes der Hauswirtschaftshilfen ergab sich kein grundlegender Änderungsbedarf – der von den Stationen ausgesprochene Wunsch nach Vollzeitkräften für diese Tätigkeiten war von vornherein nicht als kurz-, sondern als mittelfristige Planung anzusehen –, so daß diese Maßnahme in unveränderter Form weitergeführt wurde.

Flexible Arbeitszeiten

Ein weiterer Punkt innerhalb des Projekts war die Flexibilisierung der Arbeitszeiten des Pflegepersonals. Dies stellte zwar keine ausdrückliche Modellmaßnahme dar, wurde aber in der Form miteinbezogen, daß den Stationen die Möglichkeit eingeräumt wurde, selbst neue Arbeitszeitmodelle zu entwickeln und diese im Rahmen des Projekts auch zu erproben.

Die Dienstzeiten im Pflegedienst sehen in der LNK Andernach so aus:

Vollbeschäftigte arbeiten in der 4-Tage-Woche im 10-Stunden-Tag, 6.50 Uhr bis 19.10 Uhr mit zwei Stunden Mittagspause und 20 Minuten Kaffeepause. Der Dienstrhythmus beinhaltet Dienste an jedem zweiten Wochenende und jedem zweiten Feiertag.

Für Teilzeitkräfte ergeben sich innerhalb des Tagdienstes alle möglichen Dienstformen, von 5 × 4 Stunden (Mo. – Fr.) über 4 × 5 Stunden (vormittags oder nachmittags) bis zu 2 × 10 Stunden an zwei Tagen der Woche.

Der Nachtdienst wird von 19 Uhr abends bis 7 Uhr morgens geleistet, jeweils zwei Nächte Dienst und zwei Nächte frei.

Bei den anfangs beschriebenen „Belastungen des Pflegepersonals" taucht der Punkt „Arbeitszeiten" bezeichnenderweise nicht auf. Denn die ganz überwiegende Mehrheit der Pflegenden in der LNK Andernach empfindet diese Dienstform als für sie wesentlich angenehmer als z. B. den in vielen Häusern vorherrschenden Schichtdienst. Zwar ist ein 10-Stunden-Dienst ein sehr langer Arbeitstag, dieser wird aber für die Pflegenden mit den relativ vielen freien Tagen im Monat kompensiert.

So wird in der Landesnervenklinik keinerlei Druck von Seiten der Pflegenden auf die Pflegedienstleitung ausgeübt, die Dienstzeiten zu verändern. Im Gegenteil, wenn über Änderungen der Dienstzeiten diskutiert wird, geht der Anstoß dazu in der Regel von der Ärzteschaft aus, von der die Dienstzeiten des Pflegepersonals als nicht optimal für den Arbeitsablauf innerhalb der Klinik betrachtet werden.

Von einigen Pflegenden wird allerdings als akzeptable Alternative zur in der Klinik üblichen 4-Tage-Woche die Einführung von Kernarbeitszeiten angesehen (Mo. – Do. jeweils von 6.50 Uhr bis 15.20 Uhr, Fr. von 6.50 Uhr bis 13.50 Uhr, jeweils mit einer halben Stunde Pause).

Die Kernarbeitszeiten wurden auf zwei Stationen erprobt, auf einer Station ist dies zu einer Dauerlösung geworden.

Auch andere, „kleinere" Arbeitszeitveränderungen wurden erprobt, allerdings beschränkten sich diese jeweils auf Einzelmaßnahmen; ein komplett neues Arbeitszeitmodell für eine ganze Station ist dabei nicht entstanden.

Zumindest im nachhinein ist dies auch nicht verwunderlich, denn ein so komplexes und kompliziertes Thema wie die Arbeitszeiten im Krankenhaus läßt sich nicht sozusagen „nebenbei", als eine Maßnahme unter anderen erledigen. Diesem Thema muß man, soll dabei etwas konstruktives und dauerhaftes entstehen, seine volle Aufmerksamkeit widmen können, wobei ich ausdrücklich nicht allein von den Arbeitszeiten des Pflegedienstes, sondern von „Arbeitszeiten im Krankenhaus" spreche. Denn ob sich die Dienstzeiten des Pflegepersonals völlig losgelöst von denen der anderen Berufsgruppen sinnvoll verändern lassen, ist eine offene Frage. Zumindest sind zahlreiche Gespräche und Abstimmungen mit den anderen Berufsgruppen nötig – auch und besonders mit den Funktionsdiensten –, so daß es am Ende nicht mehr allein um die Dienstzeiten des Pflegepersonals, sondern um die „Harmonisierung der Arbeitszeiten im Krankenhaus" gehen wird.

Ergebnisse des Modellprojekts

Hier muß unterschieden werden in konkret meßbare Ergebnisse und solche, die nur sehr schwer direkt faßbar und im Zusammenhang mit dem Projekt beweisbar sind, sich aber im „therapeutischen Klima" einer psychiatrischen Klinik/Station bemerkbar machen.

Konkret meßbare Ergebnisse sind z. B.:

Fortschritte bei der Umsetzung der in der PsychPV beschriebenen Aufgaben des Pflegepersonals und verbesserte Schüleranleitung auf den Stationen. In diesem Zusammenhang nahmen zwei Mitarbeiterinnen der Modellstationen an einer halbjährigen externen Fortbildung teil, die einer Zusatzausbildung zur „Praxisanleiterin" entspricht, auch mit dem Hintergrund, Praxisanleiter/innen in der gesamten Klinik zu institutionalisieren.

Insgesamt kam es auf den Modellstationen zu einem entspannteren und ruhigeren Tagesablauf, was nicht nur für das Pflegepersonal weniger alltägliche Hektik bedeutet und dadurch dem Burn-out-Syndrom entgegenwirkt, sondern natürlich auch eine deutliche Verbesserung im Umgang mit den Patienten darstellt. Nicht zuletzt konnten dadurch auch mehr Freizeitaktivitäten mit den Patienten durchgeführt werden.

Gerade auf psychiatrischen (Akut-)Stationen ist die Herstellung eines therapeutischen Milieus eine unabdingbare Voraussetzung für eine qualifizierte Behandlung der Patienten. Dieses Milieu kann aber nur unter bestimmten Rahmenbedingungen aufgebaut werden und dazu haben die Modellmaßnahmen einen Beitrag geleistet.

Auf allen Stationen werden regelmäßige Teambesprechungen durchgeführt, bei denen das Pflegepersonal die speziellen pflegerischen Anforderungen der einzelnen Patienten erörtert und in individuelle Pflegepläne umsetzt.

Auf der geriatrischen Akutstation, wo wegen der Größe der Station mit 36 Betten unter besonders schwierigen Bedingungen gearbeitet wird, konnte die schon vorher praktizierte Bereichspflege von zwei auf drei kleinere Bereiche modifiziert werden. Dadurch konnte auch das Abendessen um eine Stunde nach hinten verlagert werden, so daß für die Patienten jetzt die Möglichkeit besteht, abends eine Stunde länger aufzubleiben.

Auf zwei Modellstationen wurden Angehörigengruppen institutionalisiert, in denen den Angehörigen Gelegenheit gegeben wird, mit den Mitarbeiter/innen der Stationen in Ruhe und zu für sie günstigen Zeiten ihre Probleme und Bedürfnisse zu besprechen. Eine wichtige Verbesserung, wenn man bedenkt, wie problematisch sich oft die Beziehung zwischen Mitarbeiter/innen in der Psychiatrie und Angehörigen psychisch Kranker gestaltet.

Als Ansprechpartner stehen in der Gerontopsychiatrie Pflegepersonal und der leitende Abteilungsarzt, in der Akutpsychiatrie Pflegepersonal und Sozialarbeiter zur Verfügung.

Ein weiterer Punkt war die Einrichtung eines Arbeitskreises „Qualitätssicherung der psychiatrischen Versorgung", in dem inhaltliche und organisatorische Rahmenbedingungen psychiatrischer Pflege besprochen werden. Dieser Arbeitskreis setzt sich z. Zt. ausschließlich aus Mitarbeiter/innen des Pflegedienstes zusammen, soll aber in Zukunft auch für andere Berufsgruppen offen sein.

Außerdem wurde als Folge des Modellprojekts dauerhaft eine Stabsstelle für Fortbildung in der Landesnervenklinik Andernach geschaffen und mit einem Mitarbeiter des Pflegedienstes besetzt, um Fortbildungen auch in Zukunft systematisch und „zielgruppengerecht" zu betreiben. Dadurch bedingt, wird in Zukunft u. a. der Qualifizierung neu eingestellter Mitarbeiter/innen mehr Aufmerksamkeit gewidmet werden. Denn bei zahlreichen Pflegenden, die aus Allgemeinkrankenhäusern in die Psychiatrie wechseln, besteht natürlicher Weise ein Nachholbedarf in psychiatrischer Krankenpflege, dem mit der Einrichtung von speziellen Einführungskursen für neue Mitarbeiter/innen begegnet werden wird.

Ein großer Teil der Ergebnisse ist jedoch nicht direkt meßbar, da in der Psychiatrie vieles auf der „Beziehungsebene" abläuft, d. h., auch eine Verbesserung der Atmosphäre, der Kommunikation zwischen den verschiedenen Berufsgruppen ist ein nicht zu unterschätzendes Ergebnis des Projekts. Denn zahlreiche Probleme in einer großen Klinik wie der LNK Andernach resultieren nicht aus rein sachlichen, sondern schlicht aus Kommunikationsschwierigkeiten. Verbesserungen in diesem Punkt tragen dazu bei, die anfangs als „nicht offensichtlich" beschriebenen Belastungen des Pflegepersonals und damit eine Menge Frustration zu reduzieren.

Die Tatsache, sich weniger mit eigentlich überflüssigen Problemen und Problemchen „herumärgern" zu müssen, führt dazu, die Aufmerksamkeit des Pflegepersonals mehr als bisher auf die therapeutischen Aspekte der Arbeit, den Umgang mit den Patienten konzentrieren zu können, was wiederum die Attraktivität des Berufes steigert und der verbreiteten Berufsflucht entgegenwirkt.

Dies war während des Modellprojekts deutlich spürbar, denn ohne die aktive Mitarbeit der Pflegenden der beteiligten Stationen wäre das Projekt von vornherein zum Scheitern verurteilt gewesen.

Gleichzeitig ist diese aktive Rolle, die die Pflegenden bei der Planung und Umsetzung der Modellmaßnahmen übernommen haben, auch ein wichtiges Ergebnis des Projekts. Denn die Gestaltung der alltäglichen Arbeitsbedingungen und der Grad der beruflichen Eigenverantwortlichkeit sind entscheidende Faktoren für die Attraktivität eines Berufsstandes. Dabei muß natürlich gesagt werden, daß ein Modellprojekt nur den Anstoß zur Veränderung geben kann, eine dauerhafte Verbesserung dieser Punkte aber ein langwieriger Prozeß ist, der auch von Rückschlägen begleitet werden wird. Dieser Anstoß zur Veränderung ist mit dem Modellprojekt eindeutig gegeben worden.

Die jetzt begonnenen Ansätze werden sich so leicht nicht mehr umkehren lassen, so daß langfristig das Berufsbild des Pflegepersonals wesentlich mehr als bisher von den therapeutischen Aspekten der Arbeit bestimmt werden wird.

Um diese Aspekte in den Mittelpunkt der pflegerischen Arbeit zu stellen, sind natürlich einerseits strukturelle Veränderungen im Krankenhausbetrieb notwendig, andererseits sind aber auch von seiten der Pflegenden bestimmte Voraussetzungen zu erbringen, die sich auf das Selbstverständnis des eigenen Berufsbildes beziehen und die vor allem bei der Diskussion um die berufsfremden Tätigkeiten immer wieder deutlich werden:

Daß diese Tätigkeiten – wie Botengänge, Wäscheversorgung und Küchenarbeiten – allgemein als „berufsfremd" bezeichnet werden, ist erst wenige Jahre her. Gleichzeitig werden sie aber von den Pflegenden noch immer völlig selbstverständlich ausgeführt, was natürlich mit den organisatorischen Rahmenbedingungen zusammenhängt, die z. Zt. keine andere Möglichkeit lassen – aber eben nicht nur deshalb: Denn für einen Teil des Pflegepersonals ergibt sich aus diesen Tätigkeiten ein nicht unerhebliches Maß an Sicherheit im beruflichen Alltag, das sie sich nicht nehmen lassen wollen, während ein anderer Teil nach Möglichkeiten sucht, diese Tätigkeiten ein für allemal zu verlagern.

Dadurch ergibt sich für Außenstehende natürlich kein einheitliches Bild der Pflege, die sich bei Diskussionen hierüber allzu leicht in Widersprüche verwickelt. Hier ist ein Klärungsprozeß notwendig. der noch einige Zeit in Anspruch nehmen wird.

Der grundsätzliche Wandel im beruflichen Selbstverständnis der Pflege, sich nicht mehr als rein ärztlicher Hilfsberuf, sondern als eigenständige Profession im Gesundheitswesen zu verstehen, wird jedoch nicht aufzuhalten sein und je schneller und effektiver in den einzelnen Krankenhäusern dieser Entwicklung Rechnung getragen wird, umso besser werden sich vorhandene Planstellen mit qualifiziertem Pflegepersonal besetzen lassen, umso deutlicher wird die hohe Fluktuation im Pflegedienst zurückgehen und umso höher wird der Qualitätsstandard der psychiatrischen Versorgung sein.

Ergebnisbericht Modellversuch Pflege Kaiserslautern

Von Elke Müllers und Peter Klos

Ziele
- Verbesserung der pflegerischen Versorgung der Patienten im Krankenhaus
- Größere Berufszufriedenheit des Pflegepersonals

Eine Voraussetzung für das Gelingen der angestrebten Maßnahmen, die zuvor für unser Haus festgelegt wurden, war die gezielte Information und Sensibilisierung aller an der Versorgung und Behandlung von Patienten beteiligten Mitarbeiter und Bereiche.

Ausgangssituation
1. Im Klinikum Kaiserslautern lag hinsichtlich der Arbeitszeit für die Stationen die 6-Tage-Woche zugrunde, wobei die Verteilung der Arbeitsstunden auf 5,5 Tage gerechnet wurde. Ein 14tägiges Wochenendfrei war eingeplant, was allerdings bei Engpässen zurückgestellt werden mußte, wenn keine Abhilfe mittels Aushilfen absehbar war.

2. Mit der immer größer werdenden Verdichtung der diagnostischen, therapeutischen und den daraus resultierenden Behandlungsmaßnahmen zeichnete sich ab, daß die Übergabezeiten vor allem im internistischen und pädiatrischen Bereich zu knapp bemessen war.

3. Die Stationsabläufe orientierten sich an Terminierungen der Funktionsbereiche. Darum war es fast ausgeschlossen, individuell auf die Belange und Bedürfnisse, vor allem hinsichtlich der häuslichen Gepflogenheiten der Patienten, einzugehen.

4. Aufgrund des zu knapp bemessenen Stellenplans (Fortschreibung der Anhaltszahlen von 1969) konnte nur die Funktionspflege praktiziert werden, die es den Mitarbeiter/innen fast unmöglich machte, eine ganzheitliche, patientenorientierte Pflege anzuwenden.

5. Ein weiteres Problem stellten die Zeiten der Visiten dar, die fast immer erst dann stattfanden, wenn die Stations-, Ober- und Chefärzte Gelegenheit und Zeit hatten.

6. Die praktische Ausbildung der Krankenpflegeschüler/innen und der neuen Mitarbeiter litt häufig unter der knappen Besetzung der Stationen. Die praktische Anleitung erfolgte demzufolge durch die Unterrichtsschwestern, die, bedingt durch die immer stärker werdende Konzentration der theoretischen Ausbildungsinhalte, diese Aufgabe nur sporadisch wahrnehmen konnten. Adäquat geschulte Mitarbeiter, als Bezugspersonen für die Schüler, waren auf den Stationen nicht vorhanden.

7. Weiterhin wurde der pflegerische Aufgabenbereich durch ständig steigende administrative Aufgaben, hohes Telefonaufkommen, Reinigungsarbeiten und Botengänge eingeschränkt.

8. Die o. g. Situation hatte zur Folge, daß für eine ordnungsgemäße Dokumentation der pflegerischen Leistungen nur wenig oder gar keine Zeit zur Verfügung stand, es sei denn durch Überstunden. An Pflegeplanung war somit überhaupt nicht zu denken.

Angestrebte Veränderungen

1. Einführung der 5-Tage-Woche auf sechs ausgesuchten Stationen: drei internistischen – entsprechend ihrer Schwerpunkte – Onko-

logie, Gastro-Enterologie, Nephrologie mit Transplantationsnachbehandlung und Kardiologie,
je eine Station Abdominalchirurgie, Traumatologie, Pädiatrie

2. Einführung der Kernarbeitszeit

3. Weiterer Ausbau jeglicher Teilzeitarbeitsmöglichkeiten und dadurch besser planbare Freizeit

4. Längere und intensivere Übergabezeiten anhand der Pflegedokumentation

5. Mögliche Berücksichtigung der häuslichen Gepflogenheiten der Patienten hinsichtlich des Weckens und Waschens und der Mahlzeiten

6. Umstellung und Anpassung der Funktionsbereiche an die stationäre Versorgung

7. Umstellung der Funktionspflege auf die Bereichspflege von acht bis zwölf Patienten

8. Eine mögliche Festlegung der Visitenzeiten unter Berücksichtigung der fachspezifischen Gegebenheiten zugunsten der Optimierung von Arbeitsabläufen

9. Einsetzen von Stationssekretärinnen und Stationshilfen, um mehr Freiraum für die eigentlichen pflegerischen Aufgaben zur Verfügung zu haben

10. Verbesserung der praktischen Ausbildungssituation der Schüler/-innen durch Ausbildung und Einsatz von Praxisanleitern

11. Aufstockung des Krankentransportdienstes und personelle Ausweitung des Hol- und Bringedienstes

12. Installation eines EDV-gestützten Kommunikationssystems mit Anlern- und Einweisungsphasen

13. Erarbeitung und Einführung von Pflegestandards

Ziel des Modellprojekts

1. Eine individuelle und ganzheitliche Versorgung und Betreuung der Patienten.

2. Eine größere Berufszufriedenheit der Mitarbeiter im Pflegebereich, dadurch
   - ein längerer Verbleib im Beruf
   - Wiedergewinnung ausgeschiedener Mitarbeiter durch ein flexibleres Angebot an Arbeitszeit
   - besser planbare Familienaktivitäten

3. Intensivierung der praktischen Ausbildung der Kranken- und Kinderkrankenpflegeschüler/innen

4. Pflegeplanung und Pflegedokumentation, um eine situationsgerechte, reibungslose und für alle Mitarbeiter transparente Pflege durchzuführen

Vorgehensweise

Unter Beteiligung des Direktoriums, der Schulleitungen, des bereits benannten Projektleiters aus dem Pflegedienst und des ärztlichen Dienstes, dem Küchenleiter, der Leiterin der Krankengymnastik, des Personalrates, des Laborleiters, des Leiters der Röntgenabteilung, sowie weiteren Mitarbeitern aus dem Pflege- und Funktionsdienst wurden die angestrebten Maßnahmen eingehend besprochen, um die Vorgehensweise aufeinander abzustimmen.

Aus dieser konstituierenden Sitzung bildete sich ein Modellbeirat, dem das entscheidungstragende Direktorium angehören sollte sowie der Personalrat, die Projektleiter, die leitenden Unterrichtsschwestern und die Mitarbeiter der in Frage kommenden Bereiche.

Zusätzlich wurden Kleingruppen gebildet, um die Realisierbarkeit der vorgeschlagenen Maßnahmen zu besprechen und zu erproben. Des weiteren war zu diesem Zeitpunkt bereits abzusehen, daß eine Vielzahl von Einzelgesprächen notwendig wurde.

Außerdem sollten in regelmäßigen Abständen die Mitarbeiter der Modellstationen sich zu den jeweils angelaufenen Maßnahmen äußern und die untereinander gemachten Erfahrungen diskutieren.

Dieser Meinungsaustausch, der im Beisein des Projektleiters Pflege stattfinden sollte, sollte die Ergebnisse aufarbeiten, um sie dann in den Modellbeirat zu bringen.

Die zeitliche Vorgabe für die angesprochenen Maßnahmen sollte zwei Jahre betragen.

Einzelmaßnahmen

1. Der Einstieg in die 5-Tage-Woche wurde mit 1,5 Pflegekräften pro Station veranschlagt, vor dem Hintergrund, nach zehn Arbeitstagen vier freie dienstplanmäßige Tage vorzusehen.

   Frühdienst: 06.00 – 14.12 Uhr, inclusive 30 Minuten Pause
   Spätdienst: 12.18 – 20.30 Uhr, inclusive 30 Minuten Pause
   Nachtdienst: 20.00 – 06.30 Uhr, inclusive 30 Minuten Pause

   Um die Einhaltung der Pausen während des Nachtdienstes zu gewährleisten, wurden zwei Nachtwachen erforderlich.
   Auf der unfallchirurgischen Station sollte der Nachtdienst von 20.15 bis 6.15 Uhr beibehalten werden, da die Übergabezeit von jeweils 15 Minuten als ausreichend betrachtet wurde.

2. Ausrichtung auf die Kernarbeitszeit von 8.00 bis 16.12 Uhr, da diese im wesentlichen durch die Funktionsdienste bestimmt wird. Für die Pädiatrie kamen abweichend noch zwei weitere Dienstzeiten von gleicher Länge hinzu, bedingt durch die Besonderheiten des diabetischen Schwerpunktes.
   Erfahrungsbedingt ergaben sich nach Ablauf von vier Monaten Regelarbeitszeit auf zwei Stationen Änderungen in den Arbeitszeiten:
   Frühdienst: 7.30 – 15.42 Uhr
   Spätdienst: 12.48 – 21.00 Uhr

3. Mit der Einführung der 5-Tage-Woche und den dafür zusätzlich eingestellten Mitarbeitern konnte mit der Bereichspflege begonnen werden, wobei je Mitarbeiter und Schicht acht bis zwölf Patienten zu betreuen waren, was auch alle Maßnahmen, die nicht unmittelbar mit der Pflege zu sehen waren, einschloß.

Koordiniert wurden alle Aufgaben der einzelnen Bereiche durch den Zwischendienst (Kernarbeitszeit), der in der Regel aus der Stationsleitung/Vertretung besteht.
Anfängliche Ängste, nicht über alle Patienten informiert zu sein, bauten sich in relativ kurzer Zeit ab, da die Dienstübergabe mit allen Mitarbeitern gemeinsam stattfand.
Um die Bereichspflege ohne nennenswerte Einschränkungen (Wege) durchführen zu können, wurden die Stationen mit zusätzlichen Pflegehilfsmitteln, z. B. Pflege- und Visitenwagen, ausgestattet.

4. Die Stationsvisiten konnten in den meisten Fällen nach der Vorgabe zwischen 9.00 bis 11.30 Uhr vorgenommen werden, wobei ein Spielraum von 30 Minuten einkalkuliert wurde.
   Chef- und Oberarztvisiten erfolgten weiterhin zu keiner festgelegten Zeit.

5. Die Mahlzeiten wurden teilweise um eine halbe Stunde nach hinten verschoben. Lediglich die Abendmahlzeit verblieb zwischen 17.00 und 17.30 Uhr, was sonst eine wesentliche Veränderung der Dienstzeiten des Küchenpersonals bedeutet hätte.
   Dieses Problem konnte zwischenzeitlich durch Umstrukturierung im hauswirtschaftlichen Bereich behoben werden.

6. Das nächtliche Waschen der Patienten wurde auf den Tag verlegt (vorwiegend vormittags, in der Pädiatrie nachmittags).
   Die Umgewöhnung verlief relativ problemlos. Einschränkungen und Unverständnis kam eher von seiten der Patienten.
   Nach der Gewöhnungsphase wurde diese Maßnahme als sehr positiv angesehen, da auch in diesem Fall eine Arbeitsspitze abgebaut werden konnte.

7. In fünf von sechs Stationen konnten gleich Stationssekretärinnen eingesetzt werden, die bedauerlicherweise, mit einer Ausnahme und trotz entsprechender Einweisung und Handbuch, ausgewechselt werden mußten. Die ursprüngliche Vorstellung, daß es besser sei, Bürokaufleute mit dieser Aufgabe zu betrauen, um eine mögliche Hinwendung in den ärztlichen Bereich zu vermeiden, stellte sich als falsch heraus.

Das Verständnis und die Sensibilität für den Krankenhausbereich war bei den Arzthelferinnen besser gegeben.

Hinzu kam, daß keiner der Beteiligten eine dezidierte Vorstellung über den Aufgabenbereich hatte. Außerdem waren beim Pflegepersonal Ängste und Unsicherheiten vorhanden, den Gesamtüberblick zu verlieren und entscheidende Kompetenzen aufgeben zu müssen.

Diese anfänglichen Schwierigkeiten konnten gänzlich abgebaut werden, sodaß dieser neugeschaffene Arbeitsplatz in über 70 Prozent auf das Haus übertragen werden konnte.

Probleme tauchen heute bei Abwesenheit der Sekretärinnen auf, vor allem bei jungen und neuen Mitarbeiterinnen, die die alte Arbeitsweise nicht mehr kennengelernt haben.

8. Die größte und schnellste Akzeptanz war die Entlastung von den hauswirtschaftlichen Tätigkeiten durch die Stationshilfen. Diese sind zwischenzeitlich auf allen Stationen des Hauses vorhanden.

9. Die Aufstockung des Krankentransportdienstes und die Ausdehnung des Hol- und Bringedienstes stellen für die Stationen eine erhebliche Entlastung dar.

10. Die Ausstattung der Modellstationen mit einem EDV-gestützten Kommunikationssystem, ist nach entsprechenden Trainingsphasen positiv aufgenommen worden. Diese Maßnahme wird zielstrebig weiterbetrieben.

11. Um die praxisbezogene Anleitung zu intensivieren, aber die Mitarbeiter der Station nicht damit zu belasten, wurde die Schulung von vorerst zwei Praxisanleitern vorangetrieben, die ein halbes Jahr nach Modellbeginn ihre Tätigkeit aufnehmen konnten. Je eine für die Kinderkrankenpflege und die Krankenpflege. Derzeit befinden sich insgesamt vier Praxisanleiterinnen im Einsatz.

Der dadurch entstandene enge Kontakt zwischen den Stationen, Schulen und Pflegedienstleitung ist als äußerst positiv zu bewerten, auch im Hinblick auf die Anleitung und Einweisung neuer Mitarbeiter.

Hinzu kam die hausinterne Ausbildung von Mentoren für die Kranken-und Kinderkrankenpflegeschule, die regelmäßig einen Erfahrungsaustausch vornehmen.

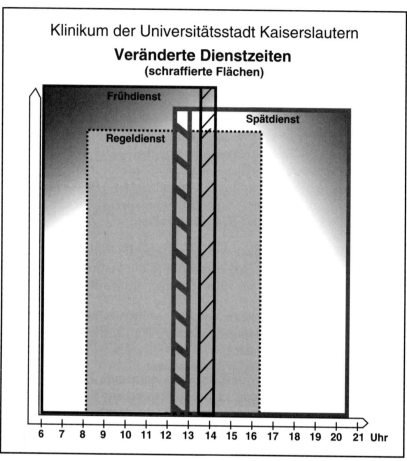

Abb. 1

12. Ein wesentliches Kriterium zur Qualitätssicherung in der Pflege sollte aus unserer Sicht die Erarbeitung von Pflegestandards sein, die zu einer Vereinheitlichung der pflegerischen Aufgaben im gesamten Klinikbereich führen sollte.

Diese Arbeit war und ist nicht einfach zu bewältigen, einmal weil solche Arbeitsunterlagen und Vorgehensweisen den meisten fremd sind und weil die Blickrichtung auf die eigene Abteilung bezogen ist.

Mentorenausbildung und Standardgruppe werden weiterbetrieben, wobei die Standardgruppe in TQM-Gruppe übergeleitet wird.

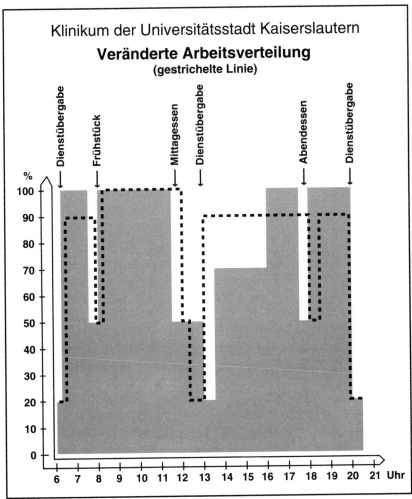

Abb. 2

13. Eine weitere positive Entwicklung auf dem Boden der Modellmaßnahmen, war die Intensivierung der IFB, die sich ausschließlich um pflegerelevante Themen bemüht.

Schlußbemerkung

Trotz mancher anfänglicher Widerstände bei der einen oder anderen Maßnahme, kann grundsätzlich von einer positiven Annahme der eingeleiteten Arbeitserleichterungen gesprochen werden.

Leider hat es nicht – trotz intensiver Öffentlichkeitsarbeit – zu einem Run des Pflegepersonals in unser Haus geführt, nicht einmal aus den Reihen ausgeschiedener ehemaliger Mitarbeiter aufgrund unseres Angebots äußerst flexibler Arbeitszeiten.

Das Modellprojekt, zur Verbesserung der Arbeitssituation im Pflegedienst am Beispiel des Klinikums der Stadt Ludwigshafen am Rhein

Inhaltsübersicht:

1. Das Modellprojekt Klinikum Ludwigshafen im Überblick
2. Arbeitsgemeinschaft Modellprojekt
3. Einführung des Pflegeprozesses auf den Modellstationen
4. Vom „Mal etwas gezeigt bekommen" zur gezielten Anleitung – Der Einsatz von Praxisanleitern im Klinikum Ludwigshafen
5. Der Weiterbildungslehrgang „Fachkrankenschwester/Fachkrankenpfleger für die Pflege in der Inneren Medizin und Neurologie
6. Reflexion der Berufspraxis
7. Die Organisation patientenferner Tätigkeiten – am Beispiel des Hauswirtschaftlichen Dienstes und dem Einsatz von Stationsassistentinnen
8. Das Dienstzeitmodell
9. Gestaltung der internen Ablauforganisation am Beispiel der Station MA 12
10. Dienstplangestaltung unter Einsatz der elektronischen Datenverarbeitung
11. Der Einsatz eines Isonorm-Modulsystems sowie die stationsinterne bauliche Gestaltung

Das Modellprojekt Klinikum Ludwigshafen im Überblick

Von Käte Harms und Klaudia Walde

Das Klinikum der Stadt Ludwigshafen am Rhein wurde als ein Modellkrankenhaus mit dem Ziel, die Arbeitssituation im Pflegedienst zu verbessern, vom 1.7.1992 bis 30.6.1994 vom Land Rheinland-Pfalz, den Krankenkassen und dem Krankenhausträger gefördert.

An diesem Projekt sind sechs Stationen beteiligt:
- eine allgemein- und gefäßchirurgische mit 33 Betten,
- eine unfallchirurgische mit 34 Betten,
- eine gastroenterologische mit 37 Betten,
- eine kardiologische und pneumonologische mit 37 Betten,
- eine kardiologische und angiologische mit 28 Betten,
- eine hämatologisch-onkologische mit 18 Betten,
- eine allgemeinmedizinische und nephrologische mit 37 Betten.

Ziel ist es, modellhaft unter Berücksichtigung der praxisbezogenen Problematik, die entsprechenden Maßnamen zur Verbesserung der Arbeitssituation des Pflegedienstes einzuführen, umzusetzen und zu institutionalisieren.

Die beteiligten Mitarbeiter werden aktiv einbezogen um eine größtmögliche Akzeptanz und Identifikation zu erreichen. Dazu wurden entsprechende projektbegleitende Arbeitsgruppen gebildet, regelmäßige Teambesprechungen initiiert, Problemlösungskonferenzen usw. Die Leitung des Projekts übernahmdie Pflegedirektorin, Frau Käte Harms.

Das Modellprojekt im Klinikum der Stadt Ludwigshafen am Rhein beinhaltet - orientiert an den Emfehlungen der Landespflegekonferenz - Maßnahmen, die sich auf folgende Punkte beziehen:

Pflegequalität und personelle Ressourcen
1. die Anzahl und Qualität der Pflegekräfte
2. die Qualität und Quantität der Pflegeleistung
3. Anleitung von Schülern und neuen Mitarbeitern
4. die Fortbildung
5. die Weiterbildung
6. die Reflexion der Berufspraxis

Organisationsstruktur und Umfeld
7. die Organisation der patientenfernen Tätigkeiten
8. die Dienstzeiten
9. die stationsinterne Ablauforganisation
10. Kooperation mit anderen

Technisch-räumliches Umfeld
11. der Einsatz der EDV
12. der Einsatz eines Isonorm-Modulsystems
13. stationsinterne bauliche Gestaltung

Zur Abwicklung der Maßnahmen wurden Stellen im Pflege-, hauswirtschaftlichen- und Krankentransportdienst erweitert sowie Stellen für einen Betriebswirt mit EDV-Kenntnissen, eine Psychologin, eine Unterrichtsschwester für die Weiterbildung und 3,75 Stellen für die Praxisanleitung geschaffen.[1]

Die investiven Maßnahmen werden vom Land Rheinland-Pfalz gefördert.

In der Diskussion mit den beteiligten Mitarbeitern wurde festelegt, welche generellen Ziele mit den einzelnen, hier zu betrachtenden Problemkreisen erreicht werden sollten.

Die gemeinsame Zielfindung eröffnete dann die Möglichkeit, unter Berücksichtigung der konkreten Problematik, abzuleiten und festzulegen, wer was wie bis wann macht.

So konnte stationsindividuell auf die unterschiedlichen, die Arbeitssituation beeinflussenden Faktoren eingegangen werden und entsprechende Prioritäten in der Vorgehensweise gesetzt werden.

Die folgenden Ausführungen sollen einen groben Überblick über die zu den einzelnen Themen festgelegten Ziele geben sowie über das, was nach diesen zwei Jahren erreicht werden konnte und was – resultierend aus den gemachten Erfahrungen – zu institutionalisieren, zu überdenken und ggf. zu verändern ist.

Pflegequalität und personelle Ressourcen

1. Die Anzahl und Qualität der Pflegekräfte

Ziel:
- Die Stationen sind ausreichend mit qualifizierten Pflegekräften und zusätzlichen Diensten besetzt.
- Die Mitarbeiter identifizieren sich mit ihrem Arbeitsplatz und der Zielsetzung der Pflege, bringen eigene Ideen ein und beteiligen sich aktiv bei der Anwerbung neuer Mitarbeiter/innen.

---

[1] Vgl. Harms, K., Walde K., Konzept zum Modellprojekt: „Verbesserung der Arbeitssituation im Pflegedienst", Ludwigshafen 1992, unveröffentlicht

Ist:
- Die Stationen sind nicht immer (aufgrund der Fluktuation) ausreichend mit qualifiziertem, dreijährig ausgebildetem Personal besetzt.
- Zusätzliche Dienste sind entsprechend ausreichend eingesetzt.
- Der überwiegende Teil der Mitarbeiter/innen kennt seine Aufgabe, identifiziert sich mit seinem Arbeitsplatz und motiviert andere zur Mitarbeit im Klinikum.
- Alle Mitarbeiter sind im Umgang mit der Pflegepersonal-Regelung geschult und erfahren eine kontinuierliche Begleitung.

Plan:
- Vermehrte Öffentlichkeitsarbeit.
- Erstellen eines Pflegeleitbildes.
- Festlegung der Strukturqualität (Mitarbeiter/Patienten-Relation, qualitativ und quantitativ).
- Festlegung eines Mindestqualifizierungsgrades im Pflegedienst für die Wahrnehmung spezieller Aufgaben und Funktionen.
- Erstellen von Beurteilungs- und Förderungsinstrumenten.

2. Qualität und Quantität der Pflegeleistung

Ziel:
- Die Pflege entspricht den Qualitätskriterien einer angemessenen Pflege.
- Der Patient erhält seinen Bedürfnissen entsprechend eine Pflege unter Berücksichtigung seiner individuellen Situation und Einbeziehung seiner Angehörigen (Pflegeplanung, Dokumentation, Übergabevisite).

Ist:
- Klinikumsübergreifender Einsatz des Pflegeprozeß-Dokumentationsformulars.
- Die Übergabevisite wird auf einigen Stationen durchgeführt.
- Der Pflegebericht wird kontinuierlich geschrieben.
- Jeder Patient erhält ein Pflegeanamnesegespräch.
- Kontinuierliche Fortbildung, Reflexion und Weiterentwicklung der Pflegeprozeßmethode in der Praxis.
- Kontinuierliche Begleitung und Beratung auf Station durch die Stabsstelleninhaberin Pflegeprozeß/Qualität.

Plan:
- Kontinuierliche Weiterentwicklung der Pflegeprozeßmethode.
- Alle Stationen gestalten die Übergabe unter Einbeziehung des Patienten.
- Institutionalisierung
- Transparenz mit Innen- und Außenwirkung herstellen.
- Erarbeitung von Pflegekonzepten für bestimmte Patientengruppen z. B. Diagnostikpatienten, chronisch Kranke, Überleitungspflege, Sterbende usw.
- Interne Qualitätssicherungsmaßnahmen.

3. Anleitung von Schülern und neuen Mitarbeitern

Ziel:
- Die Krankenpflegeschüler/innen erfahren eine praktische Ausbildung entsprechend der vorgegebenen Zielsetzung.
- Jede Station hat einen Mentor[*], der seinen ihm vorgegebenen Aufgaben gerecht wird.
- Die Praxisanleiterinnen sind in die praktische Anleitung integriert.

Ist:
- Jede Station hat einen Mentor in der Funktion der stellvertretenden Stationsleitung.
- Es sind dreieinhalb Stellen mit Praxisanleiterinnen besetzt.
- Sie unterstützen die Mentoren und leiten punktuell die Schüler/innen und die neuen und ausländischen Mitarbeiter/innen an.
- Die Anleitung erfolgt gezielt, strukturiert und kontrolliert.
- Neue und ausländische Mitarbeiter haben eine Bezugsperson und werden entsprechend den festgelegten Stufen der Einarbeitung eingewiesen.

Plan:
- Weiterentwicklung der begonnenen Maßnahmen.
- Institutionalisierung.

---

[*] Anmerkung des Verlags: Es werden stets beide Geschlechter angesprochen, auch wenn aus Gründen des sprachlichen Ausdrucks nur eine Form verwendet wird.

4. Fortbildung

Ziel:
- Die Mitarbeiter nehmen geplant an den Veranstaltungen der innerbetrieblichen Fortbildung teil.
- Die fachliche Kompetenz ist erweitert, in den Bereichen pflegerisches Handeln, Kommunikation und Kooperation.

Ist:
- Allen Pflegedienstmitarbeitern liegt das Jahresprogramm der innerbetrieblichen Fortbildung vor.
- Die Mitarbeiter nehmen regelmäßig an den Fortbildungen teil und erhalten eine Teilnahmebescheinigung.
- Die Notwendigkeit der Fortbildung ist bei den Mitarbeitern noch nicht umfassend erkannt.
- Die Umsetzung in den Pflegealltag geschieht noch ungeplant.

Plan:
- Erarbeitung eines Konzepts unter Berücksichtigung neuer Anforderungen an die Pflege im Rahmen des Gesundheitssystems.
- Modularer Aufbau der Fortbildungen mit Praxistraining.

5. Weiterbildung

Ziel:
- Erweiterung der fachlichen Kompetenz in bezug auf die Pflege im stationären Bereich der Inneren Medizin und Neurologie.
- Anpassung und Erweiterung pflegerischen Wissens an neueste Erkenntnisse in der Pflege und Medizin.

Ist:
- Kompetenzsteigerung der teilnehmenden Pflegekräfte.
- Veränderungen in bezug auf kompetenteres und bewußteres Handeln im stationären Alltag.
- Höhere Zufriedenheit der Patienten durch das Erfahren einer kompetenten Betreuung.
- Motivation der übrigen Mitarbeiter, ihr Wissen zu erweitern.

- Regelmäßige stationsinterne Fortbildungen durch die Weiterbildungsteilnehmer.
- Eine bessere fachliche Auseinandersetzung mit dem Arzt und anderen Berufsgruppen.
- Bereitschaft zur Innovation und Weiterentwicklung der Pflegepraxis.

Plan:
- Weiterentwicklung der Maßnahme unter Integration der chirurgischen Fächer.
- Einbeziehung der Themen Gesundheitsförderung und Rehabilitation.
- Erarbeitung eines integrierten Weiterbildungskonzeptes für die Pflege im stationären Bereich und in den bestehenden Weiterbildungen in den Funktionsbereichen.
- Übertragung der Ansätze und Ergebnisse auf die ambulante und geriatrische Pflege.
- Staatliche Anerkennung.
- Gründung eines Weiterbildungsinstitutes.

6. Reflexion der Berufspraxis

Ziel:
- Erweiterung der personalen/psychosozialen Kompetenz des Pflegepersonal.
- Unterstützung bei der Veränderung der Berufsrolle in bezug auf die Umsetzung eines ganzheitlichen Pflegekonzeptes und die Übernahme von Führungsaufgaben (eigenverantwortliches Arbeiten; Kooperation mit anderen; Einbeziehen der Angehörigen des Patienten).

Ist:
- Eine Diplompsychologin ist im Pflegedienst auf einer Stabsstelle eingesetzt; die Stelle ist institutionalisiert.
- Die Mitarbeiter erfahren eine entsprechende Begleitung und nehmen regelmäßig an den Seminaren in bezug auf Kommunikationstechniken, Streßbewältigung, Lern- und Führungstechniken teil.

- Es findet eine konstruktive Zusammenarbeit mit dem Fachweiterbildungslehrgang Innere Medizin und Neurologie, mit der Stabsstelleninhaberin Pflegeprozeß/Qualitätssicherung und den Praxisanleiterinnen statt.

Plan:
- Konkretisierung des Konzepts, der Aufgaben und Schwerpunktbildung.
- Überprüfung von Angeboten zu berufsübergreifenden Supervisionen.

Organisationsstruktur und Umfeld

7. Organisation der patientenfernen Tätigkeiten (Reinigung, Administration, Transporte, Essenserfassung, Bettenzentrale, Zentralsterilisation, andere)

Ziel:
- Die Mitarbeiter/innen der entsprechenden Dienste übernehmen alle patientenfernen Tätigkeiten.
- Es liegen Arbeitsplatz- und Stellenbeschreibungen vor.

Ist:
- Die Mitarbeiter/innen der entsprechenden Dienste werden auf den Modellstationen sowie klinikübergreifend eingesetzt und institutionalisiert.

Plan:
- Festschreibung der zugeordneten Aufgaben.

8. Dienstzeiten

Ziel:
- Die Dienstplanung erfolgt drei Monate im voraus unter Berücksichtigung der 5- bzw. 5,5-Tage-Woche.

- Die Dienstzeiten sind den Erfordernissen einer patientenorientierten Pflege sowie den Bedürfnissen der Mitarbeiter/innen angepaßt.

Ist:
- Auf allen Modellstationen erfolgt die Dienstplanung drei Monate im voraus mit flexibilisierten Schichten in der 5,5-Tage-Woche.
- Die Maßnahme wird weitgehend klinikübergreifend umgesetzt.
- 35 Prozent der Mitarbeiter/innen befinden sich in Teilzeitarbeitsverhältnissen. Die Integration erfolgt problemlos unter der Vorgabe, volle Schichten abzuleisten.

Plan:
- Festschreibung.
- Dienstzeiten der Funktionsabteilungen überprüfen und entsprechend anpassen.

9. Stationsinterne Arbeitsablauforganisation

Ziel:
- Der Arbeitsablauf vollzieht sich patientenbezogen in Absprache mit den Mitarbeiter/innen, den Patienten, dem ärztlichen Dienst und anderen Arbeitsbereichen.

Ist:
- Auf allen Modellstationen umgesetzt und weitestgehend klinikübergreifend.

Plan:
- Umsetzung auf allen Stationen.
- Verbesserung der Kommunikation und Kooperation mit dem ärztlichen Dienst.
- Verbesserung der Absprachen mit den Funktionsabteilungen.
- Verbesserung der Zusammenarbeit mit ambulanten Pflegeanbietern, Altenheimen usw..
- Einbeziehen der Angehörigen.
- Kontinuität der pflegerischen Bezugsperson für den Patienten weiter verbessern.

10. Kooperation mit anderen

Ziel:
- Die Mitarbeiter der einzelnen Berufsgruppen werden in ihrer Aufgabenwahrnehmung fachlich akzeptiert.
- Die Arbeitsabläufe sind aufeinander abgestimmt.
- Es finden auf allen Ebenen Gespräche zur Erreichung gemeinsamer Ziele statt.

Ist:
- Punktuelle Verbesserung durch festgelegte Visitenzeiten.
- Auf einzelnen Stationen finden regelmäßige interdisziplinäre Besprechungen in bezug auf die Zusammenarbeit und patientenbezogene Problematiken statt.
- Planung der Einbestellungen und Entlassung von Patienten.
- Verbesserung der Zusammenarbeit mit Röntgen und Labor.

Plan:
- Institutionalisierung von Problemlösungskonferenzen.
- Ausbildung von Moderatoren.
- Gezielte Schwachstellenanalyse der Koordination von patientenbezogenen Arbeitsabläufen.
- Erhöhte Sensibilisierung aller Berufsgruppen klinikintern und -übergreifend.

Technisch-räumliches Umfeld

11. Der Einsatz der EDV

Ziel:
- Die Dienst- und Urlaubsplangestaltung läuft EDV-gestützt und führt damit zu einer effektiveren Personalplanung.
- Freisetzung von personellen Ressourcen für die eigentliche Pflegetätigkeit.

Ist:
- Eine entsprechende Software ist erarbeitet.

- 21 Stationen und Funktionsbereiche sind vernetzt und angeschlossen.
- Die pflegerischen Führungskräfte sind geschult.
- Das Dienstplanungsprogramm ist im Einsatz und erfährt eine hohe Akzeptanz; die Planungsvorgänge verlaufen rationeller.
- Die Verknüpfung mit dem medizinischen (chirurgisch/urologischen) Dokumentationsprogramm ist realisiert.
- Die Anbindung an das Labor ist erfolgt.
- Die Mitarbeiter erfahren eine kontinuierlliche Beratung und Unterstützung durch den Stabsstelleninhaber EDV-Organisation im Pflegedienst.

Plan:
- Alle Stationen und Funktionsbereiche werden mit der entsprechenden Hard- und Software ausgestattet.
- Das Dienstplanungsprogramm wird von allen genutzt.
- Weiterentwicklung der Programme in bezug auf die pflegerische Leistungserfassung und Prozeßdokumentation.
- Anbindung an den Verwaltungsrechner und andere Verwaltungsbereiche.
- Kommunikation mit den jeweiligen Funktionseinheiten, klinikumsübergreifend und mit anderen Institutionen.
- Vernetzung der pflegerischen Daten mit den ärztlichen im Sinne einer umfassenden Qualitätssicherung.
- Patientenbezogene Leistungserfassung und des Materialverbrauchs in finanziellen Einheiten.

12. Einsatz eines Isonorm-Modulsystems

Ziel:
- Das Isonorm-Modulsystem ist installiert. Hieraus ergibt sich eine wirtschaftlichere Lagerhaltung und eine Vereinfachung des Bestellwesens.

Ist:
- Fünf Modellstationen und vier weitere Stationen sind mit dem Isonorm-Modulsystem entsprechend eingerichtet und ausgestattet.

- Die Lagerhaltung sowie die Ver- und Entsorgung mit Medikamente und Verbrauchsmaterial erfolgt wirtschaftlich und durch das entsprechende Servicepersonal.
- Die Mitarbeiter erfahren ein rationelleres und zeitsparenderes Vorgehen.

Plan:
- Umsetzung der Maßnahme auf das gesamte Klinikum.
- Standardisierung von Pflegesets.
- Integration noch verbleibender Ver- und Gebrauchsgüter in das System z. B. Wäsche usw.

13. Bauliche Gestaltung

Ziel:
- Die Stationen sind, um die Arbeitsablauforganisation zu verbessern, entsprechend umgebaut.

Ist:
- Fünf Modellstationen sind vollständig umgebaut.
- Der stationsinterne Ablauf ist wesentlich verbessert und effizient.
- Die Mitarbeiter erleben eine höhere Zufriedenheit.

Plan:
- Ausweitung auf alle Stationen im Klinikum.

Unser Anspruch war, auf den ausgewählten Stationen Maßnahmen zur Verbesserung der Arbeitssituation, unter Berücksichtigung der realen Bedingungen, modellhaft umzusetzen und auszuprobieren. Wir wollten aber auch die anderen Stationen des Klinikums soweit wie möglich mit einbeziehen.

Der gewählte Rahmen sollte nicht ausschließlich technische und organisatorische Aspekte, die die Arbeitssituation des Pflegedienstes negativ beeinflußten, berücksichtigen.

Wir wollten im gleichen Maße qualitative Aspekte in den Vordergrund stellen sowie die Bedeutung einer kompetenten Pflege im Rahmen eines interdizipinären Therapiekonzeptes für den Patienten.

In der Modellphase hatten wir immer wieder mit Motivationsproblemen und Frustrationserlebnissen zu kämpfen.

So ist nicht zu unterschätzen, daß von allen Beteiligten – zusätzlich zu ihrer üblichen Arbeit – erwartet wurde, sich aktiv in diesen Umsetzungsprozeß, der neben organisatorischen Veränderungen auch Veränderungen in der Einstellung erwartete, miteinzubringen.

Auf den Stationen mit personellen Problemen war dieses in besonderem Maße schwierig, da nicht automatisch mit Modellbeginn freie Stellen besetzt werden konnten.

„Wir haben schon soviel zu tun, was wollt ihr noch von uns", waren mehr oder weniger laute Kritiken.

Die Mitarbeiter einschließlich der Führungskräfte mußten lernen, aus ihrer recht destruktiven Erwartungshaltung: „Jetzt macht mal etwas für uns", herauszufinden zu einer konstruktiven Auseinandersetzung mit ihrer stationsindividuellen Problematik, um Lösungsalternativen zu finden.

In diesem Prozeß hat sich der Einsatz von Stabsstellen als Experten für bestimmte Aufgaben zur Begleitung, Unterstützung und Förderung der Pflegepraktiker außerordentlich bewährt.

Im Resümee bleibt festzustellen, daß viele Maßnahmen zur Verbesserung der Arbeitssituation umgesetzt werden konnten.

Der von uns gewählte Rahmen, sowie die zeitliche Begrenzung auf zwei Jahre, in der die Planung, Umsetzung und Evaluation abgeschlossen sein sollte, überforderte uns zum Teil.

Der Pflegedienst im Klinikum der Stadt Ludwigshafen am Rhein hat die gestellte Zielsetzung insgesamt noch nicht erreicht.

Mit den umgesetzten und eingeleiteten Maßnahmen konnte etwas in Bewegung gesetzt werden, was unbedingt weiterhin verfolgt werden sollte, auch wenn gesundheitspolitisch andere Themen eine größere Bedeutung gewonnen haben.

Pflege wird in Zukunft angesichts des Ansteigens der Zahl chronisch erkrankter alter Menschen, Sterbender usw. einen immer höheren Stellenwert in der Gesundheitsversorgung der Bevölkerung haben.

Auch wenn der sogenannte „Pflegenotstand" nicht mehr im Gespräch ist, ist hier noch viel an den Rahmenbedingungen zu tun, um eine kompetente Pflege sicherzustellen.

Arbeitsgemeinschaft Modellprojekt

Von Doris Helmstedter

Ziel dieser AG war es, mit den Mitarbeiter/innen der einzelnen Modellstationen über die Umsetzung der vielfältigen Modellmaßnahmen zu reden, gemeinsam unterschiedliche Möglichkeiten der Durchführung zu diskutieren und sich gegenseitig beim Auftreten von unterschiedlichen Belastungen aufbauend zu unterstützen.

Die Planung und Organisation dieser AG erfolgte Ende 1992 durch die im Modellprojekt arbeitende Psychologin, die auch für die Moderation der Gruppe zuständig war. Die fachliche Leitung erfolgte durch die stellvertretende Pflegedienstleiterin.

Die Termine wurden in sechswöchigem Abstand für die Jahre 1993 und 1994 festgelegt. Die Besprechungen dauerten jeweils eineinhalb Stunden. Es nahmen jeweils ein Mitarbeiter oder eine Mitarbeiterin der insgesamt acht Modellstationen teil.

Die Themenstellung wurde anfänglich anhand eines Fragebogens zu bestimmten Arbeitsschwerpunkten vorgegeben, um die Mitarbeiter/innen zu motivieren über ihre täglichen Tätigkeiten nachzudenken, und diese teilweise als selbstverständlich empfundenen Arbeiten zu reflektieren und neu zu überdenken und gegebenfalls zu modifizieren.

Darüber hinaus wurden bestimmte Schlagwörter aus dem Bereich der Pflege hinterfragt und reflektiert, so daß es den Mitarbeiter/innen möglich war, eine Standortbestimmung für sich selbst und für ihre Station vorzunehmen.

Durch die regelmäßigen Termine und die größtenteils gleiche Zusammensetzung der Gruppe der Teilnehmer/innen, entwickelte sich ein vertrauensvolles Arbeitsklima, in dem es auch möglich wurde, bestimmte Schwächen aufzudecken und Verbesserungsvorschläge anzunehmen.

Gegen Ende der Modellmaßnahmen und mit Aufkommen der Diskussion über die Umwandlung des Klinikums in eine GmbH und in ein modernes Dienstleistungsunternehmen entwickelten sich die Themen in der AG Modellprojekt hauptsächlich in die Richtung, allgemeine Schwachstellen im Klinikalltag vor dem Hintergrund einer patientenorientierten Arbeit aufzuzeigen. Hierbei handelte es sich hauptsächlich um Unstimmigkeiten zwischen den verschiedenen Diensten, die durch die konsequente Durchführung der verschiedenen Modellmaßnahmen im Pflegebereich auftraten.

Nach dem Sammeln dieser Schnittstellenprobleme wurden die für die verschiedenen Bereiche verantwortlichen Personen angesprochen und dabei gemeinsame Lösungsmöglichkeiten erarbeitet, um diese in die alltägliche Arbeit umzusetzen.

Gegen Ende des Modellprojekts kam das Arbeiten in diesem Rahmen der Arbeit in einem Qualitätszirkel gleich. Es war erfreulich festzustellen, welche Anregungen und Verbesserungsmöglichkeiten von den Mitarbeiter/innen an der Basis ausgehen können.

Nach Abschluß des Projekts ist im Moment bei den Mitarbeiter/innen der Modellstation die Motivation zur kontinuierlichen Weiterarbeit in diesem Rahmen relativ gering.

Aufgrund der positiven Erfahrung besteht die Überlegung ‚eine ähnliche Gruppe – zusammengesetzt aus engagierten und motivierten Mitarbeiter/innen des gesamten Klinikums – im Rahmen eines Qualitätszirkels zu gründen, um praktikable Lösungen bei Schnittstellenproblemen im gesamten Klinikumsbereich zu erarbeiten und die Umsetzungen zu evaluieren.

Wichtig hierbei sind langfristig festgelegte Termine – möglichst immer die gleichen Mitarbeiter/innen als Teilnehmer – und kontinuierliche Evaluation der durchgeführten und erarbeiteten Maßnahmen sowie eine verantwortliche Person, die die Teilnehmer/innen zu den Terminen einlädt, da es offensichtlich, für die meisten Mitarbeiterinnen und Mitarbeiter im Pflegebereich noch nicht möglich ist, geplante Termine ohne – möglichst persönliche – Erinnerung einzuhalten.

Einführung des Pflegeprozesses auf den Modellstationen

Von Käte Harms und Stefanie Platz

Zu Beginn des Modellprojekts „Verbesserung der Arbeitssituation im Pflegedienst" bestand im Klinikum Ludwigshafen bereits eine Arbeitsgruppe, die sich mit der Theorie des Pflegeprozesses befaßte und dabei war, ein geeignetes Dokumentationsformular zu entwikkeln, welches die Umsetzung des Pflegeprozesses in die Praxis auf möglichst einfache und übersichtliche Art und Weise ermöglichen sollte. Es hatte also bereits eine Sensibilisierung für Umdenkungsprozesse im Pflegedienst stattgefunden. Damit war für das Modell bereits erhebliche Vorarbeit geleistet. Was blieb, war die zeitliche Limitierung für die Umsetzung des Pflegeprozesses auf den Modellstationen bis zum Ablauf des Modellprojekts 1994 und eine konkrete Planung der Vorgehensweise.

Die Arbeitsgruppe setzte sich aus je einem Vertreter der elf internistischen und drei neurologischen Stationen des Klinikums zusammen, die in der Regel die Position einer stellvertretenden Stationsleitung innehatten. Aus gegebenem Anlaß und auf Wunsch der Teilnehmer wurde die gesamte Arbeitsgruppe, welche sich als feste Gruppe verstand, in das Modellprojekt miteingebunden und um die beiden Modellstationen der chirurgischen Klinik CH 03 und CH 04 zur „Modell-AG" erweitert. Für die Teilnehmer der Modell-AG bedeutete dies, daß bis zum Ablauf des Modellprojekts der Pflegeprozeß auf ihren Stationen eingeführt sein und die Pflegeprozeßdokumentation als Standard vorausgesetzt werden sollte. Dieses Ziel wurde im März 1994 erreicht.

Die Arbeit der Modell-AG bestand damals (1992 und 1993) aus einem monatlichen Arbeitstreffen, in welchem zunächst die Theorie des Pflegeprozesses vertieft und um das Pflegemodell von Nancy Roper et al. „Aktivitäten des täglichen Lebens" erweitert wurde. Diese theoretischen Inhalte wurden in das Dokumentationsformular miteingebunden und in der Praxis immer wieder erprobt und korrigiert, bis die Arbeitsgruppe Mitte 1993 zu der Übereinstimmung kam, daß es nun in Druck gegeben und als Standard auf allen Stationen des Klinikums eingeführt werden könne.

Parallel zur Modell-AG wurden durch die Stelleninhaberin „Pflegeprozeß/Qualitätssicherung", welche für die Umsetzung des Pflegeprozesses im Klinikum Ludwigshafen zuständig und verantwortlich ist, alle übrigen Stationen des Klinikums in drei weiteren Arbeitsgruppen – „Doku-I, Doku-II und Doku-III" – zusammengefaßt. Diese beteiligten sich zwar nicht an den Entwicklungsprozessen des Dokumentationsformulars, begannen jedoch nach Kennenlernen des Pflegeprozesses und der pflegetheoretischen Grundlagen, Pflegeplanungen zu erstellen, die in den – ebenfalls monatlichen – Arbeitstreffen jeweils besprochen wurden.

Die Teilnehmer dieser drei weiteren Arbeitsgruppen hatten den Vorteil, mitten in einen Prozeß einzusteigen, in welchem bereits enorme Vorarbeit durch die Modell-AG geleistet worden war, deren Erfahrungen nun direkt übernommen werden konnten.

Die Teilnehmer der Modell-AG waren im Sommer 1993 mit der Pflegeprozeßdokumentation soweit vertraut, daß sie einen Leitfaden zu dem Pflegeprozeßdokumentationsformular herausgeben wollten, welcher jeder Station des Klinikums zur persönlichen Information der Mitarbeiter zur Verfügung stehen sollte. Dieser Leitfaden sollte nicht nur das korrekte Ausfüllen des Formulares beinhalten, sondern alle bisher gemachten Erfahrungen mit der Pflegeprozeßdokumentation durch die Modell-AG-Teilnehmer sowie deren Kollegen in den anderen Arbeitsgruppen (Doku-I, -II und -III) nachvollziehbar machen, um so den Kollegen auf den Stationen Hilfestellung bei der Informationssammlung (= Pflegeanamnese) sowie der Erstellung von Pflegeplanungen und Pflegeberichten zu geben.

Dieser Leitfaden wurde – zusammen mit dem Pflegeprozeßdokumentationsformular – im März 1994 herausgegeben.

Die Stabsstelleninhaberin „Pflegeprozeß/Qualitätssicherung" betreute die Mitarbeiter der Modell-AG und der Doku-AGs insofern, daß sie die Arbeitstreffen inhaltlich vorbereitete und begleitete. Es wurden mit den Teilnehmern regelmäßig Pflegeplanungen besprochen sowie die individuellen Schwierigkeiten zunächst der Teilnehmer selbst, aber auch ihrer Kollegen auf Station diskutiert und gemeinsam nach Wegen gesucht, diese zu bewältigen.

Sie arbeitet regelmäßig mit den Modell-Doku-AG-Teilnehmern vor Ort auf Station zusammen, um so die individuellen Stationsabläufe kennenzulernen. Vor diesem Hintergrund war es möglich, die Stationen individuell zu beraten und konkret zu unterstützen sowie dem Modell-AG-Teilnehmer Hilfestellung in der Umsetzung des Pflegeprozesses und der Pflegeprozeßdokumentation auf seiner Station zu geben.

Durch die Mitarbeit auf den Stationen – in der Regel im vollen Schichtdienst an bis zu fünf Tagen auf derselben Station – wurde es der Stelleninhaberin ermöglicht, die Schwierigkeiten der Pflegekräfte im Umgang mit der Pflegeprozeßdokumentation kennenzulernen, zu hinterfragen und Ressourcen aufzuzeigen, die es auf jeder Station zu finden gab. Diese wurden in einer gemeinsamen Stationsbesprechung mit dem gesamten Team besprochen und Nahziele abgeleitet, die zu erreichen sich das Team gewachsen fühlte. So entschieden sich die Stationen unterschiedlich, sich zunächst mit der Erstellung der Pflegeanamnese bei jedem Patienten auseinanderzusetzen, die Pflegemaßnahmen ATL-bezogen zuzuordnen oder auf der Grundlage der Pflegeanamnese eine komplette patientenorientierte Pflegeplanung zu erstellen.

Auch fühlten sich die Pflegekräfte durch die Mitarbeit der Stabsstelleninhaberin unterstützt, konnten ihre Bedenken und auch Ängste bezüglich der Pflegeprozeßdokumentation – besonders der Pflegeplanung – direkt äußern und fühlten sich so nicht „vom grünen Tisch aus" (Zitat) dirigiert.

Derzeit haben alle Stationen Gleichstand, d. h., auf allen Stationen des Klinikums wird bei jedem Patienten ein Pflegeanamnesegespräch durchgeführt und auf dem Pflegeprozeßdokumentationsformular protokolliert. Auf allen Modellstationen und den meisten anderen Stationen werden – auf unterschiedlichem Niveau – Pflegeplanungen erstellt.

Auf neun Stationen werden – in individueller Form – „*Übergaben am Patientenbett*" durchgeführt und auf immer mehr Stationen wird die *patientenorientierte Bereichspflege* eingeführt. Sowohl die „Übergabe am Patientenbett" als auch die patientenorientierte(!) Bereichspflege sind wichtige Instrumente des Pflegeprozesses und intensivieren die Beziehung zwischen Pflegekraft und Patient. Die Pflegekräfte entwickeln zunehmend eigenes Engagement im Rahmen des Pflegeprozesses und fordern sich konkrete Hilfen und sogar Kontrolle seitens der Stelleninhaberin ein.

In diesem Jahr treffen sich jeweils im ersten Quartalsmonat alle Teilnehmer der vier Dokumentations-AGs zu einem Zweitagesseminar, in welchem schrittweise der Pflegeprozeß und das Pflegemodell aufgearbeitet und inhaltlich vertieft werden. Die Mitarbeiter lernen mit Hilfe von Analyseinstrumenten den Ist-Stand ihrer Station objektiv zu analysieren und gehen mit Arbeitsaufträgen auf die Station zurück. Diese Arbeitsaufträge müssen bis zum Folgeseminar erfüllt sein. Zwischen den Quartalen treffen sich die Arbeitsgruppen wieder getrennt, um so effektiver betreut werden zu können.

Inzwischen wird die Stelleninhaberin immer häufiger mit konkreten Umsetzungsproblemen konfrontiert und zur Klärung auf Station eingeladen. Oft liegen auf den Stationen bereits Lösungsansätze vor und es ist nur wenig Unterstützung notwendig.

Der Pflegeprozeß ist im Klinikum Ludwigshafen eingeführt. Jetzt geht es um die qualitative Umsetzung, d. h., die individuelle Umsetzung des Pflegeprozesses, orientiert an den individuellen Patientenbedürfnissen. Gleichzeitig muß an der Pflegequalität gearbeitet werden und Pflegerituale wie z. B. Franzbranntwein als Pneumonieprophylaxe als Mittel der Wahl in Frage gestellt und durch andere Pflegemethoden ersetzt bzw. ergänzt werden.

Es hat sich in den vergangenen zwei Jahren im Rahmen des Modellprojekts gezeigt, daß die Einführung des Pflegeprozesses als Handlungsinstrument unabdingbar ist und den Pflegekräften Kompetenzen an die Hand gibt, den tatsächlichen Pflegebedarf und Pflegeaufwand transparent zu machen. Auch macht er den Anspruch auf ein hohes Qualitätsniveau in der Krankenpflege deutlich.

Die breite Vorgehensweise, nämlich den Pflegeprozeß modellübergreifend im gesamten Klinikum einzuführen, hat sich als positiv erwiesen. Dadurch wurden die Modellstationen nicht überlastet und andere Stationen, die zu Innovationen bereit sind, nicht blockiert bzw. in den Hintergrund gestellt. Die Stationen und damit der Pflegedienst können auf gleichem Niveau weiterarbeiten und fördern sich gegenseitig durch eine gesunderhaltende Konkurrenzfähigkeit.

Vom „mal etwas gezeigt bekommen" zur gezielten Anleitung – Der Einsatz von Praxisanleitern im Klinikum Ludwigshafen

Von Claudia Mattes, Iris Werner, Cornelia Grönke und Klaudia Walde

Trotz eines Mentorensystems, das im Klinikum der Stadt Ludwigshafen schon seit 1986 besteht, veränderte sich die praktische Ausbildungssituation nicht wesentlich und hing vielfach vom Engagement des Einzelnen ab.

Die Gründe sind ganz allgemein in dem Bewußtsein von Pflegekräften zu finden, daß der Auszubildende zunächst einmal seine Arbeitsleistung zu erbringen hat und dann, wenn Zeit ist „mal etwas gezeigt bekommt".

Die aus der defizitären Ausbildungssituation entstehenden Problematiken gaben Anlaß, ein *Rahmenkonzept für die praktische Ausbildung* zu erarbeiten. Hierzu wurde eine Arbeitsgruppe gebildet, die aus Mitarbeitern der Pflegedienstleitung, der Krankenpflegeschule, einer Praxisanleiterin und einem Mentor bestand.

In der Konzepterstellung fanden die im Klinikum gewählten pflegetheoretischen Grundlagen „Modell des Lebens" von Nancy Roper et al. in der Erweiterung von Maria Mischo-Kelling sowie das Krankenpflegegesetz Berücksichtigung.

Um eine möglichst hohe Akzeptanz zu schaffen und Ideen und Anregungen der an der Ausbildung Beteiligten einzubeziehen, wurde das Konzept immer wieder mit den entprechenden Mitarbeitergruppen, Stationsleitungen, Mentoren, Auszubildenden, der Pflegedienstleitung und der Krankenpflegeschule diskutiert, entsprechend verändert und letztendlich festgelegt.

Folgende *Zielsetzung* wurde festgelegt:
Die Auszubildenden der Krankenpflege sind nach Ablauf ihrer Ausbildungszeit fähig, die Pflege nach dem Pflegeprozeß unter Berücksichtigung der pflegetheoretischen Grundlagen und des Krankenpflegegesetzes sach- und fachgerecht auszuführen.

Resulierend daraus wurden entsprechende *Maßnahmen* abgeleitet:

1. Die Festlegung der ausbildungsbezogenen Aufgaben der beteiligten Personen
   - Auszubildende
   - Krankenschwester/pfleger
   - Mentor/in
   - Praxisanleiter/in
   - Pflegedienstleitung
   - Lehrer für Krankenpflege

2. Die Festlegung der Kommunikation und Kooperation der an der praktischen Ausbildung beteiligten Personen

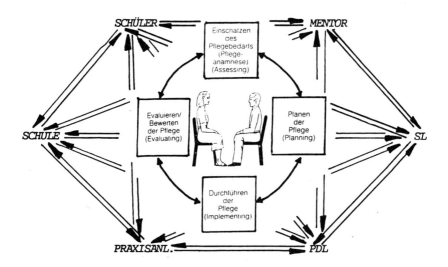

3. Festlegung der Rahmenbedingungen auf der Station

Anforderungen an die Stationen für die Durchführung der praktischen Ausbildung der Krankenpflegeschüler.

A) Ausbildungsleitbild
   Die Mitarbeiter der Station kennen und akzeptieren das Ausbildungskonzept und setzen die darin definierten Aufgaben um.

B) Pflegeleitbild
Die Pflege der Patienten wird umfassend unter Berücksichtigung der Aktivitäten des täglichen Lebens geplant und sach- und fachgerecht durchgeführt.

C) Integration in das Stationssystem
Die Schüler/innen werden in ihrer Rolle akzeptiert, anerkannt und im Team integriert. Ihre individuelle Ausbildungssituation findet Berücksichtigung.

D) Anleitungssituation
Die Schüler/innen werden entspechend des Ausbildungsstandes und der stationsspezifischen Lernangebote angeleitet, selbständig und eigenverantwortlich die Pflege von bestimmten Patienten zu übernehmen.

Im Programmheft der Innnerbetrieblichen Fortbildung, welches allen Mitarbeitern des Pflegedienstes vorliegt, werden die Mentorentermine jeweils für ein ganzes Jahr bekanntgegeben. Alle Mentoren sind grundsätzlich verpflichtet, an den Treffen der Mentoren-Arbeitsgruppe und den Mentorenseminaren teilzunehmen, darüber hinaus sind Interessierte herzlich eingeladen.

Da sich im Rahmen des Modellprojekts Pflege inhaltlich und strukturell auf den Stationen in vielerlei Hinsicht im Umbruch befindet, werden die Entwicklungen in der Schülerausbildung hierdurch zusätzlich begünstigt.

Durch die Delegation indirekt patientenbezogener Tätigkeiten sind zahlreiche Routineaufgaben, die früher typische Schülerdienste waren, weggefallen.

Daß viele Schreibtischarbeiten von der Stationsassistentin übernommen werden, läßt dem Pflegepersonal mehr Zeit für die Pflege und die Schüleranleitung.

Die Einführung der Pflegeprozeßdokumentation bewirkt eine Schärfung des Bewußtseins für die individuelle Pflegeproblematik des Patienten, beeinflußt die Qualität der Pflege und damit auch die Qualität der Schülerausbildung.

In der Bereichspflege kann der/die Schüler/in sich, angeleitet durch den Mentor, der mit im Bereich arbeitet, in der ganzheitlichen Betreuung einer Patientengruppe üben.

Flexible Arbeitszeiten und der Einsatz von EDV erleichtern eine entsprechende Dienstplangestaltung.

In der zusätzlichen intensiven Auseinandersetzung mit ihrer Pflegepraxis befinden sich alle Stationen, die Teilnehmerinnen des Weiterbildungskurses „Fachkrankenschwester für die innere Medizin und Neurologie" beschäftigen. Diese erproben ihr neu erworbenes Wissen im Alltag und geben es gezielt an die Kollegen wie auch Schüler/innen weiter.

Gezielt initiiert und begleitet werden alle diese Umstrukturierungen von der Pflegedienstleitung und den im Rahmen des Modellprojekts geschaffenen Stabsstellen. Den Mitarbeitern der Stationen stehen auf diese Weise – neben ihren zuständigen Klinikpflegeleitungen – weitere innovativ und praxisorientiert tätige Ansprechpartner zur Verfügung. Neben den Praxisanleitern als Spezialisten für die praktische Ausbildung kann, je nach individuellem Informationsbedarf oder Problemstellung, eine Kontaktperson hinzugezogen werden.

Die Stabsstelleninhaber mit den Schwerpunkten Pflegeprozeß/Qualitätssicherung, EDV, Weiterbildung zur Fachkrankenschwester in der Inneren Medizin und Neurologie sowie die Psychologin können jederzeit zur persönlichen Beratung gebeten und zu Gesprächen hinzugezogen werden. Sie helfen bei der Suche nach Umsetzungsmöglichkeiten und organisieren darüber hinaus bedarfsorientierte Fortbildungsangebote.

Durch den ständigen Austausch dieser Mitarbeiter untereinander ist gewährleistet, daß die gesteckten Ziele konsequent verfolgt werden. Letztlich ist es diese Vielschichtigkeit, die wirklich etwas bewegt und über den Modellzeitraum hinaus wirksam bleiben wird.

4. Einsatz von Praxisanleiterinnen

Hier war es uns wichtig nicht nur die praktische Ausbildung, sondern ebenso die Anleitungssituation neuer Mitarbeiter sowie von Praktikanten im Pflegedienst abzudecken. Die Stellen sind als Stabsstellen der Pflegedienstleitung zugeordnet. Das Aufgabenprofil ist in einer Stellenbeschreibung festgelegt.

Die wichtigsten zu erreichenden Ergebnisse der Praxisanleiter sind:
A) Die Praxisanleitung der Auszubildenden in der Pflege erfolgt gezielt unter Berücksichtigung der pflegerischen Zielsetzung, des entsprechenden Ausbildungsstandes der Auszubildenden, ihrer

persönlichen Bedürfnisse und Interessen, stationsspezifischer Gegebenheiten, Lernangebote und pädagogischer Gesichtspunkte.

B) Um die Ausbildungs- und Anleitungssituation im Sinne der vorgegebenen Zielsetzung zu optimieren, ist die Zusammenarbeit mit allen an der Ausbildung beteiligten Personen kooperativ und vertrauensvoll zu gestalten.

C) Die Mentoren erfahren in ihrer Aufgabenwarnehmung theoretische und praktische Unterstüzung, Anleitung und Förderung.

D) Neue und ausländische Mitarbeiter und Praktikanten erfahren zur Integration in den Pflegedienst des Klinikums – ihren Bedürfnissen und Anforderungen entsprechend – Unterstützung, Anleitung und Förderung.

Vor *Beginn der Modellmaßnahme* war es uns wichtig, die Ausgangssituation zu ermitteln, um einschätzen zu können, wie und wo konkret Veränderungen stattzufinden haben und mit welchem Ziel.

An der *Beschreibung des damaligen Ist-Zustands* wird deutlich, daß von allen an der Ausbildung Beteiligten viele Aspekte der Ausbildung kritisch gesehen und als verbesserungswürdig beurteilt wurden:

- Schülereinsätze auf den Stationen waren durch häufig wechselnde Tätigkeiten und unregelmäßige Dienstzeiten charakterisiert. Das Verrichten von Routinearbeiten im funktionell organisierten Stationsablauf stand überwiegend im Vordergrund.
- Lernprozesse konnten gar nicht erst beginnen oder wurden ständig unterbrochen.
- Mangelnde Zusammenarbeit zwischen Schule und Praxis führte dazu, daß der theoretische und praktische Ausbildungsstand für den Mentor kaum feststellbar war.
- Die uneinheitliche Vermittlung bestimmter Ausbildungsinhalte verunsicherte die Lernenden in erheblichem Maße.
- Die Mentoren, die für die praktische Ausbildung auf der Station verantwortlich sein sollten, verfügten oft selbst nicht über ausreichend aktuelles Pflegewissen, da sie sich kaum fortbildeten.
- Das Aufgabengebiet des Mentors und seine Rolle auf der Station waren vielfach nicht klar definiert.

- Die Dienstplangestaltung entsprach nicht dem Ausbildungszweck. Nicht selten wurden Mentor und Schüler sogar in verschiedenen Schichten eingeplant, wodurch eine kontinuierliche Betreuung durch eine Bezugsperson nicht geleistet werden konnte.
- Der Ausbildungsverlauf auf der Station wurde nicht geplant, konkrete ausbildungsbegleitende Gespräche kaum geführt, mit dem Beurteilungsbogen der Krankenpflegeschule nur widerwillig umgegangen.
- Pädagogisch sinnvolle, strukturierte und geplante Anleitungssituationen waren die Ausnahme.
- Nicht alle Tätigkeiten der Krankenpflege konnten in der erforderlichen Weise unter Anleitung erlernt werden, das Erreichen des Ausbildungsziels stand in Frage.

Mit dem Beginn des Modellprojekts wurden zwei zusätzliche Praxisanleiterstellen geschaffen und mit Krankenschwestern besetzt, welche über mehrjährige Berufserfahrung als Mentorin auf der Station verfügten und sich im Rahmen der berufspädagogischen Fachweiterbildung zum Praxisanleiter weiterqualifiziert haben.

Das Aufgabengebiet der Praxisanleiter umfaßt neben der unmittelbaren punktuellen Anleitung der Schüler am Krankenbett, die Mitarbeit bei der Erstellung und Weiterentwicklung eines Ausbildungskonzeptes für das Klinikum. Im Rahmen ihres Zuständigkeitsbereiches planen und gestalten Praxisanleiter selbständig und eigenverantwortlich ihre Arbeit in enger Absprache untereinander und mit der stellvertretenden Pflegedienstleiterin.

Regelmäßige Koordinationsgespräche mit dem Lehrerteam der Krankenpflegeschule, ständiger Kontakt mit anderen Stabsstellen, welche für die Einführung des Pflegeprozesses, die EDV und die psychologische Begleitung des Modellprojekts verantwortlich sind, sowie Berichterstattung an die Klinikpflegeleitungen der einzelnen Kliniken dienen dem kontinuierlichen Informationsfluß.

Bereits vor Beginn des Modellprojekts war eine Praxisanleiterin für die Anleitung der ausländischen Mitarbeiter im Anerkennungspraktikum zuständig sowie für die Krankenpflegeschüler/innen in der Inneren Medizin.

Die regelmäßigen Anleitungen der Schüler/innen auf den Einsatzstationen zur Lernstandskontrolle, Demonstration neu zu erlernender Pflegetechniken, sowie Hilfestellung bei der Umsetzung des Erlernten in die Praxis, sollten die Ausbildung durch das Stationsteam ergänzen und bereichern. Von den Schülern wurde diese Betreuung sofort dankbar, ja sogar begierig angenommen. Rasch wurde offensichtlich, daß nur wenige Stationen in der Lage waren, ihre Ausbildungsaufgaben wahrzunehmen.

Die eingangs genannten Probleme spielten hierbei eine erhebliche Rolle,. zumal sie sich im Laufe der Zeit so unglücklich miteinander verwoben hatten, daß der „Knackpunkt" oft schwer zu ermitteln war.

Obwohl im Klinikum bereits seit vielen Jahren auf allen Stationen Mentoren eingesetzt werden, welche neben den Angeboten der Innerbetrieblichen Fortbildung zusätzlich einmal monatlich im Mentorenkreis der Krankenpflegeschule die Möglichkeit zu Austausch und Information nutzen können, war es in der Vergangenheit nicht gelungen, hierdurch eine qualitativ angemessene praktische Ausbildung sicherzustellen.

Mit Beginn des Modellprojekts wurden die Praxisanleiter im Dreierteam tätig und das Betreuungsfeld über die Innere Medizin hinaus auf Chirurgie, Urologie und Neurologie ausgedehnt. In ihrem jeweiligen Fachbereich sind die Praxisleiterinnen für durchschnittlich acht Stationen zuständig, wo sie zunächst für einige Zeit mitarbeiten, um in den Pflegealltag der Station „hineinzuschnuppern" und die Pflegekräfte kennenzulernen.

Diese Bereichsaufteilung nach überschaubarer Größe erwies sich als entscheidender Vorteil. In relativ kurzer Zeit konnten die Praxisanleiter einen engen Bezug zu den einzelnen Stationsteams herstellen und damit eine vertrauensvolle, für eine konstruktive Zusammenarbeit unentbehrliche Basis schaffen.

Die Krankenpflegeschule am Kinikum verfügt über 180 Ausbildungsplätze, von denen nur etwa die Hälfte besetzt ist. Trotzdem würde es auch bei der derzeitigen Schülerzahl nie möglich sein, die bestehenden Defizite der praktischen Ausbildung mittels alleiniger Anleitung der Schüler durch Praxisanleiter auszugleichen. Sollte die Praxisanleitung nicht zwangsläufig zur reinen Kosmetik der Klinik werden, so war eine Anpassung des Aufgabenbildes an die Erfordernisse der Praxis geboten.

Folgerichtig entwickelte sich der Praxisanleiter *vom Anleiter des Schülers am Krankenbett mehr und mehr zur Bezugsperson des Men-*

tors, unterstützt jetzt diesen bei der Wahrnehmung seiner ausbildungsspezifischen Aufgaben.

Um in relativ kurzer Zeit möglichst effektiv handeln zu können, entschlossen wir uns zu einer mehrgleisigen Vorgehensweise:

- *Die Schüleranleitung wird in der begonnen Weise fortgesetzt.*
Jeder Schüler, der in einem der drei Zuständigkeitsbereiche eingesetzt wird, erhält eine *in der Regel zweitägige Praxisanleitung* während der, entsprechend seines Ausbildungsstandes, eine Patientengruppe gemeinsam mit der Praxisanleiterin betreut wird.
Die *einheitliche Vorgehensweise aller Praxisanleiter* ist durch den mit der Schule entwickelten *Ausbildungsrahmenplan,* die Verwendung *einheitlicher Dokumentationsformulare zur Praxisanleitung* und *individueller Absprachen* sichergestellt.
Ein *vorbereitendes Gespräch* am Vortag der Praxisanleitung sowie *gemeinsame Reflexion* mit dem/der Schüler/in im anschließenden Kritikgespräch finden grundsätzlich statt. Nach Möglichkeit wird im Sinne einer sich gegenseitig ergänzenden und unterstützenden Zusammenarbeit der Mentor oder eine Bezugsperson zu dem Gespräch hinzugezogen.

- In der *Analyse der individuellen praktischen Ausbildungssituation auf den einzelnen Stationen* wurden die Mentoren von der zuständigen Praxisanleiterin in ausführlichen Interviews über Probleme und Ressourcen der Ausbildung auf der Station befragt, wobei persönliche Erfahrungen der Praxisanleiterinnen mit und auf der Station sinnvollerweise in die Analyse einflossen. Auf der Basis der ermittelten Ergebnisse wurde das Mentorenkonzept des Klinikums bedarfsgerecht überarbeitet.

- Der offensichtlich nicht genügend effiziente Mentorenkreis wurde neu strukturiert. Bereits der neue Titel „*Mentoren-Arbeitsgruppe*" macht deutlich, daß es hier darum geht, einen Auftrag wahrzunehmen und sich aktiv einzubringen.
Die Arbeitsgruppe, welche jetzt von den Praxisanleiterinnen – in Absprache mit der stellvertretenden Pflegedienstleiterin und der Krankenpflegeschule – organisiert und geleitet wird, trifft sich wie bisher *einmal monatlich,* jedoch zu einer günstigeren Tageszeit und

für die Dauer von jeweils *drei volle Stunden*. Das Treffen dient nicht mehr nur dem reinen Austausch von Neuigkeiten und gerade anstehenden Problemen, sondern wird thematisch strukturiert angeboten:
Der derzeitige Schwerpunkt ist die *Aufarbeitung klassischer Pflegethemen* wie Hautpflege, steriler Verbandwechsel, Mundpflege oder Thromboseprophylaxe. Hierzu werden dann *Handlungsketten erstellt* und Möglichkeiten diskutiert, wie die *Inhalte im Stationsalltag umgesetzt* und an die Schüler/innen weitergegeben werden können. Gelegentlich finden sich an einem Thema besonders interessierte Mitarbeiter zusätzlich in Kleingruppen zusammen, um sich vertieft damit zu beschäftigen und ihre Arbeitsergebnisse zu einem späteren Zeitpunkt in der großen Runde bekanntzugeben.
Ziel ist es, miteinander über die bisherige Praxis ins Gespräch zu kommen, vorhandene Kenntnisse aufzufrischen, neues Wissen zu vermitteln und alles miteinander so alltagstauglich zu verknüpfen, daß mit der „Pflege im Umbruch" auch und gerade an der Basis Schritt gehalten werden kann.

- *Zweitägige Mentorenseminare* finden im Klinikum *zwei- bis dreimal jährlich* statt. Sie bieten durch ihre zeitlich-räumliche Distanz zur Station einen bewährten Rahmen für die Beschäftigung mit den pädagogisch-psychologischen Aspekten der praktischen Ausbildung, wie z. B.
– der Auftrag des Mentors, Rolle, Rollenverhalten,
– Planen des Ausbildungsverlaufes auf der Station,
– didaktisch sinnvolles Anleiten,
– Beurteilen von Leistungen.
Die Seminare bauen inhaltlich aufeinander auf, weswegen es wichtig ist, daß möglichst alle Stationen bei den einzelnen Einheiten vertreten sind. Die Teilnehmer werden mit konkreten Umsetzungsaufträgen aus den Seminaren entlassen, deren Erfüllung Voraussetzung für die erfolgreiche Teilnahme am Folgeseminar ist. Auf Wunsch werden Transfertage angeboten, um Zwischenergebnisse diskutieren zu können. Praktische Unterstützung der Mentoren bei der Umsetzung wird durch die Praxisanleiter angeboten.

Die positiven Rückmeldungen der Seminarteilnehmer zeigen deutlich, daß die Auseinandersetzung mit diesen Themen und der Austausch mit Kollegen und Praxisanleitern als Motivationsfaktor für die Arbeit im Stationsalltag eine entscheidende Rolle spielen. Auf Wunsch der Mentoren soll zukünftig noch stärker auf die Rollenfindung des Mentors als Führungskraft auf seiner Station eingegangen, Mitarbeitergespräche trainiert und das Verhalten in Konfliktsituationen thematisiert werden.

Der Weiterbildungslehrgang „Fachkrankenschwester/Fachkrankenpfleger für die Pflege in der Inneren Medizin und Neurologie"

Von Christiane Kral und Elisabeth Röder

Das Krankenpflegegesetz von 1985 mit der darin enthaltenen Forderung einer individuellen sach- und fachgerechten Pflege des Patienten, die am 1. Januar 1993 in Kraft getretene Pflegepersonal-Regelung, die von einem ganzheitlichen Pflegekonzept ausgeht, sowie wachsende Erkenntnisse der Pflegeforschung stellen das Krankenpflegepersonal vor neue Anforderungen. Eine sich ständig weiter spezialisierende Medizin mit fortschreitenden Entwicklungen der diagnostischen Möglichkeiten und immer differenzierteren Therapien erwartet ebenso kompetente Pflegekräfte.

Aus diesen Erkenntnissen resultiert zwangsläufig die Notwendigkeit, weiterqualifizierende Maßnahmen im stationären Pflegebereich des Krankenhauses, über die allgemeine Krankenpflegeausbildung hinaus, zu institutionalisieren. Die Gewährleistung einer fachkompetenten pflegerischen Betreuung des Patienten, der aktiv in seinen Gesundungsprozeß einbezogen werden soll, kann nur durch eine gezielte Erweiterung und Vertiefung berufsspezifischen Wissens, praktischer Kenntnisse und sozialer Fähigkeiten erreicht werden. Den Stellenwert, den die Krankenpflege in der interdisziplinären Krankenhausbehandlung des Patienten aufgrund ihres Auftrages erhält, gilt es, durch qualifizierte Pflegekräfte deutlich zu machen.

Daher wurde im Rahmen des Modellprojekts zur Verbesserung der Arbeitssituation im Pflegedienst am 1. Januar 1993 am Klinikum der Stadt Ludwigshafen mit dem zweijährigen Weiterbildungslehrgang „Fachkrankenschwester/Fachkrankenpfleger für die Pflege in der Inneren Medizin und Neurologie" begonnen.

Die Erarbeitung des Curriculums erfolgte unter Einbeziehung kompetenter Pflegepraktiker, der im Klinikum gewählten pflegetheoretischen Grundlagen sowie neuester pflegerischer Erkenntnisse.

Ziel der Weiterbildung ist es, pflegerisches Handeln zu hinterfragen, Kompetenzen entsprechend der neuesten pflegerischen und medizinischen Erkenntnisse zu erwerben, dieses Wissen in die Praxis umzusetzen und im Stationsteam weiterzugeben sowie für den Patienten fachkompetenter Ansprechpartner zu sein.

An dieser Weiterbildung nehmen sieben Pflegekräfte teil, die als Voraussetzung über eine zweijährige Pflegepraxis verfügen. Der Lehrgang dauert zwei Jahre und ist berufsbegleitend. Der theoretische Unterricht findet an Studientagen ein- bis zweimal in der Woche statt.

Für den theoretischen Unterricht wurden 700 Unterrichtsstunden eingeplant, welche sich fachspezifisch wie folgt verteilen:

Krankenpflege: 270 Stunden
Grundlage dieses Bereiches ist die Vermittlung und Diskussion der neuesten pflegerischen Erkenntnisse, das heißt:
– Darstellung der ganzheitlichen Pflege anhand des Krankenpflegeprozesses
– Erarbeiten von Pflegestandards
– Vermittlung und Diskussion der neusten Erkenntnisse der Pflegeforschung

Berufsbezogene Themen: 100 Stunden
Hier werden allgemeine und aktuelle Themen der Berufs- und Gesetzeskunde vermittelt und diskutiert.

Sozialwissenschaftliche Fächer: 100 Stunden
Dieser Bereich beinhaltet Themen der Psychologie, Soziologie und Pädagogik mit folgender Zielsetzung:
- Reflexion der eigenen Einstellung und Verhaltensweisen und ggf. deren Änderung
- kompetente Gestaltung der Kommunikation und Kooperation im therapeutischen Team
- Entwicklung und Anwendung von Problemlösungsprozessen in bezug auf die eigene Person, die Kolleginnen, den Patienten und dessen Angehörige

Krankheitslehre: 230 Stunden
In dieser Unterrichtseinheit werden alle Gebiete der Inneren Medizin und Neurologie, einschließlich der Psychosomatik und Pharmakologie behandelt.

Den Krankenpflege- und Berufskunde-Unterricht übernehmen kompetente und erfahrene Pflegepraktiker und -theoretiker. Die Krankheitslehre wird von erfahrenen Ärzten des Klinikums vermittelt. Den sozialwissenschaftlichen Unterricht behandelt die Psychologin, die im Pflegedienst des Klinikums angesiedelt ist.

Für die Organisation und Koordination des theoretischen und praktischen Unterrichts ist eine erfahrene Lehrerin für Krankenpflege verantwortlich.

Um dem praktischen Teil der Weiterbildung den entsprechenden Stellenwert zu geben, wurde eine Praxisanleiterin eingesetzt. Ihre Aufgabe ist es, die Anleitung und Betreuung der Teilnehmerinnen auf den entsprechenden zu durchlaufenden Stationen zu übernehmen. Sie unterstützt bei der Umsetzung der neuerworbenen Erkenntnisse in die Praxis und paßt zusammen mit den Teams der beteiligten Stationen den pflegerischen Standard entsprechend an.

Im gesamten Verlauf dieser praxisbezogenen Ausbildung werden den Teilnehmern 200 praktische Unterrichtsstunden vermittelt.

Die praktische Unterweisung findet in den folgenden Fachabteilungen des Klinikums statt:
- Kardiologie
- Gastro-Enterologie
- Nephrologie
- Haematologie/Onkologie
- Neurologie.

Ein Einsatz in den dazu gehörenden Funktionsbereichen der aufgeführten Abteilungen findet je nach Umfang der hier vorgenommenen diagnostischen und therapeutischen Eingriffe mit unterschiedlicher Dauer statt. Der Lehrgang endet mit einer theoretischen und praktischen Prüfung. Die Teilnehmer erhalten nach erfolgreichem Abschluß neben dem Leistungsnachweis ein Zertifikat als „Fachkrankenschwester/Fachkrankenpfleger für die Pflege in der Inneren Medizin und und Neurologie".

Es zeichnet sich ab, daß hier ein richtiger Weg gewählt wurde, der den erwarteten Erfolg verspricht. Aussagen der Teilnehmerinnen sowie der Kolleginnen der Stationen bestätigen dies. Die Teilnehmerinnen sind in der Lage, pflegerische Maßnahmen kritisch zu reflektieren und notwendige Tätigkeiten zu begründen, bedingt durch ihr fundiertes pflegerisches und medizinisches Wissen. Auch wurde durch die absolvierten praktischen Einsätze in den anderen Abteilungen das Blickfeld der Weiterbildungsteilnehmerinnen erweitert. Sie stellten sich damit einer sehr konstruktiven beruflichen als auch persönlichen Auseinandersetzung. Durch die psychologische und pädagogische Schulung fühlen sie sich sicherer bei der Betreuung schwerstkranker Patienten und der Unterstützung der Angehörigen. Die Kolleginnen der Station werden von den Weiterbildungsteilnehmern über Pflegeneuerungen informiert. Es wird darüber diskutiert und über Möglichkeiten der Umsetzung auf der Station gesprochen. Dies erfolgt durch stationsinterne Fortbildungen.

Da die Pflegepersonal-Regelung von einem ganzheitlichen Pflegekonzept ausgeht, muß dieses auch in die Praxis umgesetzt werden. Dazu trägt die Weiterbildungsteilnehmerin wesentlich bei. Dies gilt besonders bei der Durchführung der Pflegeplanung, da dieses Thema (Krankenpflegeprozeß) im theoretischen und praktischen Unterricht ausführlich erörtert und geübt wurde. Sie kann somit auf der Station helfend und unterstützend tätig sein.

Sowohl empirische Forschungsarbeiten als auch die vielen positiven Auswirkungen in der praktischen Umsetzung auf den Stationen zeigen ganz deutlich, daß ganzheitlich-fördernde Prozeßpflege nicht als Luxus, sondern als dringliche Notwendigkeit gesehen werden muß. Um dieses auch zu erreichen, ist eine Kompetenzerweiterung, eine Professionalisierung und eine Spezialisierung des Pflegepersonals unumgänglich. Somit trägt der Weiterbildungslehrgang „Fachkrankenschwester/Fachkrankenpfleger für die Pflege in der Inneren Medizin und Neurologie" wesentlich zur Qualitätssicherung und -verbesserung in der Krankenpflege bei. Eine nicht angemessen qualifizierte Pflege, mit entsprechenden gesundheitspolitischen und ökonomischen Folgen, ist in der heutigen Zeit nicht mehr vertretbar. Wenn Pflegende stattdessen zukünftig auf fundiertes Wissen zurückgreifen und ihren Beitrag zur Gesundheitsversorgung, aber auch zur praktischen Vorsorge leisten, so trägt dies wesentlich zur Verbesserung der Gesundheit und zur Zufriedenheit des Patienten bei, aber auch zur eigenen Zufriedenheit, da der geleistete Beitrag erfolgreich und transparent wird.

Reflexion der Berufspraxis – Supervision und Praxisberatung

Von Doris Helmstädter

Ausgangsbeschreibung und Ziele der Modellmaßnahme:
- Systematische Reflexion der Berufspraxis
- Aufdecken von nicht zufriedenstellenden Berufssituationen
- Finden von entsprechenden Bewältigungsstrategien

Durch Supervision soll erreicht werden:
- Reflexion der Pflegepersonal-Patient-Beziehung
- Begleitung des sich stetig verändernden Berufsrollenverständnisses (Reflexion der Helferrolle)
- Hilfestellung bei Interaktions- und Kommunikationsproblemen im Team und mit dem medizinischen Personal
- Psychologische Entlastung des Pflegepersonals

Im Oktober 1992 wurden die Mitarbeiterinnen und Mitarbeiter der Modellstationen durch die angestellte Diplom-Psychologin nach ihren Wünschen bezüglich dieser Modellmaßnahme befragt. Schwerpunktmäßig wünschten sie sich Seminare zum Umgang mit Streß und zur Streßbewältigung, Unterstützung in der Gesprächsführung mit schwerkranken Patienten und dem ärztlichen Dienst, Vermittlung von Strategien zur Konfliktbewältigung und Fortbildungsmöglichkeiten zum Thema „Sterben und Tod".

In Absprach mit der Pflegedienstleitung erfolgte die Planung von Gesprächsführungs- und Streßmanagementseminaren mit der Überlegung, den Mitarbeiter/innen über die Teilnahme an den Seminaren die Möglichkeit zu bieten, ihre Arbeitsstrategien zu überdenken, neue Möglichkeiten im Umgang miteinander zu erarbeiten, die Möglichkeiten der Reflexion der Berufspraxis in diesem Rahmen zu nutzen und dabei gegenüber psychologischen Problemlösungsmöglichkeiten aufgeschlossener zu werden.

Die Seminare wurden – über die Modellstationen hinaus – für alle Krankenschwestern und -pfleger im Klinikum angeboten, um schon während der Modellphase eine Transfermöglichkeit zu bieten und auf eine Etablierung hinzuwirken.

Darüber hinaus entstand das Angebot von Supervision für die einzelnen Modellstationen und der Einzelsupervision für die Mitarbeiter/innen der Pflege.

Um den Mitarbeiter/innen auf den Modellstationen die Möglichkeit zu geben, über ihre Tätigkeit und die Umsetzung der verschiedenen Modellmaßnahmen zu reflektieren und gemeinsam optimale Arbeitsstrategien zu erarbeiten, entstand die AG Modellprojekt. Die Organisation und Moderation erfolgte durch die Psychologin mit Unterstützung durch die stellvertretende Pflegedienstleitung in pflegerischen Fragestellungen (siehe auch gesonderte Beschreibung der AG).

Die anfängliche Resonanz auf das Seminarangebot war eher zögerlich. Dies ließ sich darauf zurückführen, daß viele Mitarbeiter/innen über das Angebot nicht ausreichend informiert waren und sich keine rechten Vorstellungen von den Inhalten der Seminare machen konnten. Nach verstärkter Information über die Seminarinhalte und Termine in verschiedenen Gremien und Bereichen und der nach den ersten Seminaren einsetzenden „Mund-zu-Mund-Propaganda" erfolgte ein reger Zulauf von interessierten und motivierten Mitarbeiter/innen.

Weiterhin zögerlich war die Teilnahme von Mitarbeiter/innen einiger Modellstationen, die dies mit einer angespannten personellen

Situation und der Belastung durch die Umsetzung der übrigen Modellmaßnahmen begründeten.

Die Teilnehmer/innen an den Seminaren nutzten die Gelegenheit sehr motiviert zum Austausch untereinander, der Reflexion ihrer täglichen Arbeit durch die Erarbeitung neuer Perspektiven und zum Erarbeiten neuer Strategien im Umgang mit Patienten und Kolleginnen.

Durch den Austausch mit den Mitarbeiter/innen in den Seminaren, teilweise vor Ort auf den Modellstationen und vor allem mit den übrigen, im Rahmen des Modells arbeitenden Stabsstellen-Mitarbeiter/innen, war es möglich, die Seminarkonzeption kontinuierlich den Bedürfnissen der Krankenschwestern und -pfleger anzupassen. Die Zufriedenheit der Teilnehmer/innen mit den Seminaren ist nach wie vor sehr hoch.

Einige Modellstationen nahmen das Angebot von Supervision an. Da es auf den Stationen nicht möglich war, regelmäßig mit allen Mitarbeitern die Supervisionen durchzuführen, zeigte es sich, daß eine Teamsupervision schwer durchzuführen war. Als günstige Möglichkeit erwiesen sich themenzentrierte und patientenorientierte Supervisionen, die nach der Übergabe auf den Stationen angeboten wurden, so daß ein Großteil der interessierten Mitarbeiter/innen die Möglichkeit hat, daran teilzunehmen. Nach der Überwindung von Hemmungen, die eigenen Schwächen anzusprechen, zeigte sich ein großer Beratungsbedarf über den Umgang mit schwierigen Patienten. Da die Anregungen meist unmittelbar nach der Supervision umgesetzt wurden, kam es zu motivierenden Erfolgserlebnissen.

In den Einzelsupervisionsterminen war es vor allem Stationsleitungen möglich, für akute Konfliktsituationen Handlungsalternativen zu erarbeiten und diese aktuell umzusetzen. Dieses Angebot wurde allerdings nur sehr punktuell angenommen. Häufig kam die allgemein verbreitete Problemlösungsstrategie, die Verantwortung für die Problemlösung in der Hierarchie nach oben weiter zu geben, zum Einsatz.

Nach fast zweijähriger Erfahrung bleibt festzustellen, daß es nach wie vor einen hohen Bedarf an Schulung der Krankenschwestern und -pfleger im Bereich Gesprächsführung und Streßmanagement gibt. Es bedarf allerdings einer gewissen Zeit, einzelne Mitarbeiter zur Teilnahme an Fortbildungen zu motivieren und die Defizite so aufzuzeigen, daß abwehrende Haltungen vermieden werden.

In Konfliktberatungen war festzustellen, daß viele Schwierigkeiten auf mangelnden Informationsaustausch, fehlende Grenzen in den Verantwortlichkeiten, ständigen Vermischungen der Sach- und Beziehungsebenen und einer häufig anzutreffenden Einstellung „uns geht es sehr schlecht, helfen kann uns ohnehin keiner und wir uns schon gar nicht" (mangelnde Selbstverantwortung bei der Problemlösung) zurückgehen.

Weiterhin war auffallend, daß Besprechungen zur Konfliktbearbeitung nach der Erarbeitung von ersten Lösungsschritten oft nicht weitergeführt wurden und es so zu keiner Auswertung und Bewertungsphase kommen konnte. So wurden Lösungsmöglichkeiten teilweise nicht umgesetzt und somit eine positive Lösung vermieden. Bei positiven Veränderungen erfolgte keine Bewertung der Situation, so daß diese weitgehend unbemerkt etabliert wurden und es zu keinem positiv motivierenden Effekt kam.

Nachdem durch die Modellmaßnahmen der Tätigkeitsbereich der Psychologin in den verschiedenen Bereichen des Klinikums transparent wurde, entstand der Wunsch nach einer stationsübergreifenden Supervisionsgruppe. Diese wurde Anfang des Jahres 1994 begonnen und läuft bei großem Engagement der Mitarbeiter seither erfolgreich.

Im Rahmen der Zusammenarbeit mit der Leiterin der Modellmaßnahme „Fachweiterbildung Innere Medizin/Neurologie" kam es zur Entwicklung eines Seminarkonzepts für das Thema: „Umgang mit sterbenden Patienten". Dieses Seminar wurde mit großem Erfolg in der Fachweiterbildung durchgeführt und steht nun auch als Angebot der innerbetrieblichen Fortbildung allen Mitarbeiter/innen des Pflegedienstes des Klinikums Ludwigshafen zur Verfügung. Auch in diesem Seminar, das von den Krankenschwestern und -pflegern sehr stark nachgefragt wird, geht es um die Reflexion des eigenen beruflichen Handelns und der eigenen Person, sowie der Erarbeitung von Bewältigungsstrategien.

Mit den gewonnenen Erfahrungen erfolgt im Anschluß an das Modellprojekt eine Integration der Seminare und Supervisionen in ein übergreifendes Fort- und Weiterbildungskonzept, um der durch das Angebot entstandenen Nachfrage der Mitarbeiter/innen gerecht zu werden und dem bestehenden Bedarf, in Absprache und Koordination mit den fachlichen Fort- und Weiterbildungsthemen, gezielt begegnen zu können.

Notwendig für einen größtmöglichen Nutzen aus der beschriebenen Maßnahme ist ein kontinuierliches Angebot der Seminare und der Einzel- und Gruppensupervisionen, damit eine weitestgehende Akzeptanz bei den Mitarbeiterinnen und Mitarbeitern erreicht wird und eine möglichst umfassende Schulung aller Mitarbeiter/innen geboten werden kann. Somit wäre es von seiten der Führungskräfte möglich, die Mitarbeiter/innen auf zielorientierte, eigenverantwortliche Lösungsstrategien zu verweisen und eine größere Eigenverantwortlichkeit der Krankenschwestern und -pfleger im Umgang mit alltäglichen Problemsituationen zu erzielen.

Nachdem im Verlauf des Modellprojekts auch andere Berufsbereiche über das Angebot der Gesprächsführungs- und Streßmanagementseminare erfahren haben, besteht auch hier eine Nachfrage. Wünschenswert ist es, in nächster Zukunft das Angebot der Seminare auch für die anderen Berufsgruppen zu öffnen. Damit soll berufsgruppenübergreifend Austausch ermöglicht und die Kommunikation und Kooperation zwischen den Berufsgruppen verbessert werden.

Um eine Fortführung der begonnen Maßnahmen zu gewährleisten und den vielfältigen Bedürfnissen und Herausforderungen in der Pflege gerecht zu werden, wurde die Stelle einer Psychologin in die Organisation der Pflegedienstleitung als Vollzeitstelle etabliert. Neben dem Nutzen für die Krankenschwestern auf den Stationen profitieren die Führungskräfte und weiteren Stabsstellenmitarbeiter/innen von der Möglichkeit, sich psychologischer Anregungen bedienen zu können. Für die gesamte Organisation ist die Möglichkeit einer gemeinsamen Erarbeitung von Schulungskonzepten in vielen Fort- und Weiterbildungsbereichen eine große Bereicherung, die auch vor dem Hintergrund der neuen Herausforderungen durch die Pflegepersonal-Regelung und das Gesundheitsstrukturgesetz dringend notwendig ist.

Die Organisation patientenferner Tätigkeiten - am Beispiel des hauswirtschaftlichen Dienstes und des Einsatzes von Stationsassistentinnen

Von Klaudia Walde

In der Diskussion um die Umsetzung einer personenorientierten Pflege im Kinikum wurde sehr schnell deutlich, daß qualifiziertes Pflegepersonal eine Vielzahl von Leistungen zu erbringen hat, die nicht direkt patientenbezogen und pflegerelevant sind. Expandierende Anforderungen, durch die Verkürzung der Verweildauer, ansteigende Fallzahlen, ein Anstieg an multimorbiden Patienten, Erhöhung der Diagnostik usw., sowie die sich abzeichnende krisenhafte Situation, Stellen nicht mehr adäquat besetzen zu können, veranlaßte die Pflegedienstleitung Anfang 1988 einen Tätigkeitskatalog zu erstellen.

Dieser Katalog sollte die Möglichkeit eröffnen, Leistungen analytisch nachzuweisen, pflegefremde Tätigkeiten herauszufiltern und entsprechend umzudisponieren sowie organisatorische Mängel transparent zu machen. Als Basis dienten uns die ersten Veröffentlichungen zum analytischen Konzept der Personalbedarfsermittlung im Pflegedienst der Deutschen Krankenhausgesellschaft.[1,2]

In Zusammenarbeit mit dem Innenprüfer des Klinikums erstellte die Pflegedienstleitung einen Tätigkeitskatalog, der ständig von Mitarbeitern der Stationen überprüft, verändert, entsprechend erweitert und auf die reale Situation abgestimmt wurde.

Diese differenzierte Tätigkeitserfassung ermöglichte eine Aufteilung der von Pflegepersonen zu erbringenden Aufgaben in direkt patientenbezogene und indirekt patientenbezogene. Die indirekt patientenbezogenen Aufgaben wurden unterteilt in:
- Arbeiten außerhalb der Station,
- Arbeiten, die eine pflegerische Ausbildung erfordern,
- Arbeiten auf der Station, die keine pflegerische Ausbildung erfordern,
- berufsfremde Tätigkeiten (siehe Abb. 1)

---

1 Vgl. Hohlin, Werden Anhaltszahlen durch neue Berechnungsmethoden abgelöst? Krankenpflege, Heft: 2/88, 4/88, 6/88

2 Vgl. DKG, Personalbedarfsermittlung im Pflegedienst - Analytisches Konzept, Düsseldorf 1989

> Tätigkeiten des Pflegedienstes
> 1. Direkt patientenbezogene Aufgaben
> 2. Indirekt patientenbezogene Aufgaben
> 2.1. Arbeiten außerhalb Station
> 2.1.1. Hol- und Bringedienste
> 2.1.2. Bett aus der Bettenzentrale holen/bringen
> 2.2 Arbeiten, die eine pflegerische Ausbildung erfordern
> 2.2.1. Besprechungen mit Mitarbeitern, PDL usw.
> 2.2.2. Dienstplangestaltung
> 2.2.3. Speisever- und Entsorgung
> 2.2.4. (Richten und Dokumentieren von Medikamenten)
> 2.3. Arbeiten auf der Station, die keine pflegerische Ausbildung erfordern
> 2.3.1. Telefonate
> 2.3.2. Administrative Tätigkeiten bei der Patientenaufnahme und -entlassung
> 2.3.3. Mitternachtsstatistik
> 2.3.4. Schriftliche Leistungsanforderung
> 2.3.5. Richten von Laborproben
> 2.3.6. Bettenver- und entsorgung
> 2.3.7. Reinigung von Schränken, Pflegeutensilien, Patientenumgebung, Pflegearbeitsraum, Küche, Geschirr, Patientengläser usw.
> 2.3.8. Blumenpflege
> 2.4. Berufsfremde Tätigkeiten
> 2.4.1. Diebstahlabwicklung
> 2.4.2. Telefongeldabrechnung
> 2.4.3. Übertragen von Laborwerten
> 2.4.4. Schmutzwäsche- und Müllentsorgung
> 2.4.5. Richten und Dokumentieren von Medikamenten
> 2.4.6. Herstellen von Zytostatikalösungen
> 2.4.7. Einräumen von Wäsche
>
> (Stand 1988)

Abb. 1: Gliederung der Tätigkeiten im Pflegedienst

Die Zusammenfassung gleichartiger Tätigkeiten zu einem Aufgabenkomplex ermöglichte die Einrichtung entsprechender Stellen, die Umdisponierung und Zuordnung zu anderen Berufsgruppen, sowie die Zentralisierung von bestimmten Leistungen:
- *Stationsassistentinnen*, zur Erledigung sämtlicher nicht pflegerelevanter, routinemäßig anfallender Administration, Bedienen des Telefons, Organisieren von Untersuchungsterminen usw.

Dies ergab eine halbe bis eine Planstelle Pflegedienst entsprechend der Anforderung auf der Station.

- *Hauswirtschaftlicher Dienst*, Zusammenfassung der im Reinigungsdienst anfallenden Tätigkeiten mit den bisher im Pflegedienst angesiedelten Reinigungstätigkeiten.
  Halbe Planstelle Pflegedienst plus halbe Planstelle Reinigungsdienst, organisatorisch der Hauswirtschaftsleiterin unterstellt.

- *Patiententransportdienst* für den Transport von gehbehinderten Patienten zu geplanten Eingriffen in den Funktionsabteilungen in der Zeit von 6 bis 20 Uhr.
  Patienten, die von der Intensivstation verlegt werden sowie nach Operationen, ebenso Schwerstkranke und Überwachungsbedürftige werden vom Pflegepersonal der Station transportiert.
  Organisatorisch der Pflegedienstleitung zugeordnet.

- *Pflegerischer Hol- und Bringedienst* zum Transport von Leistungsanforderungszetteln, Laborproben, Befunden, Röntgenbildern usw. in der Zeit von 7 bis 16.30 Uhr.
  Organisatorisch der Pflegedienstleitung zugeodnet.

- *Bettentransportdienst* zum Austausch der schmutzigen Betten auf der Station gegen frisch aufbereitete.
  Organisatorisch der Pflegedienstleitung zugeordnet.

- *Zentrale Zytostatikaaufbereitung* zur Aufbereitung der Zytostatika entsprechend der ärztlichen Anordnung in der Apotheke.
  (Stand 1990)

Ziel dieser Umstrukturierungsmaßnahmen ist es, qualifiziertes Pflegepersonal von indirekt patientenbezogenen Aufgaben, die außerhalb der Station stattfinden, keine pflegerische Ausbildung erfordern und pflegefremd sind, zu entlasten und damit Ressourcen zur Bewältigung der originären, direkt patientenbezogenen Aufgaben zu schaffen.

Im Rahmen des Modellprojekts entstand die Möglichkeit, die entsprechend getroffenen Maßnahmen durch einen bedarfsorientierten Ausbau der Stellen zu intensivieren.

Der hauswirtschaftliche Dienst im Klinikum der Stadt Ludwigshafen

Von Manuela Penasa und Klaudia Walde

Die Schaffung eines hauswirtschaftlichen Dienstes im Klinikum der Stadt Ludwigshafen am Rhein erfolgte 1989 in Zusammenarbeit mit der Verwaltung und der Pflegedienstleitung. Tätigkeiten des Reinigungsdienstes auf der Station wurden mit nicht pflegerelevanten Reinigungsarbeiten, die vom Pflegedienst übernommen werden mußten, zu Aufgabenkomplexen zusammengefaßt.

Pro Station bzw. Abteilung wurde eine Stelle gebildet, die sich zusammensetzt aus einer halben Planstelle Pflegedienst und einer halben Planstelle Reinigungsdienst. Aufgrund der Aufgabenstellung wurde der hauswirtschaftliche Dienst organisatorisch-fachlich der Leiterin des zentralen Reinigungsdienstes unterstellt.

Ziel der Maßnahme war es:
– Qualifiziertes Pflegepersonal von nicht pflegerelevanten Tätigkeiten zu entlasten.
– Gleichartige Tätigkeiten zu Aufgabenkomplexen zusammenzufassen und damit Verantwortungsbereiche zu schaffen, die eine hohe Identifikation mit dem Arbeitsplatz ermöglichen.
– Die Anzahl der Personen, mit denen der Patient in seinem Zimmer konfrontiert wird, zu reduzieren.
– Die Ordnung und Sauberkeit auf den Stationen als imagebildendem Faktor zu verbessern.

Der Hintergrund dieser Umstrukturierungen war:
– Bei der Umsetzung einer patientenzentrierten Pflege wurde immer deutlicher, daß die Pflegenden eine hohe zeitliche Belastung durch eine Vielzahl von nicht pflegerelevanten Tätigkeiten erfuhren, u. a. Reinigungsarbeiten.
– Ein sich immer deutlicher abzeichnender Mangel an qualifiziertem Pflegepersonal machte es dringend notwendig, strukturelle Veränderungen vorzunehmen, um die Pflege der Patienten sicherstellen zu können.

- Krankenhelferinnen, die ohne Ausbildung im Stellenplan des Pflegedienstes auf den Stationen eingesetzt waren und aufgrund der Länge der Stationszugehörigkeit in viele pflegerische Tätigkeiten einbezogen wurden, aber nicht eigenverantwortlich zum Dienst (z. B. Wochenende) eingesetzt werden konnten.
- Zwei bis drei Frauen, die auf den Stationen verschiedenste Reinigungstätigkeiten zu erledigen hatten, waren nicht immer fest einem Einsatzort zugeordnet, was zur Unzufriedenheit führte, die sich in einer hohen Fluktuation und einem hohen Krankheitsausfall widerspiegelte.
Die Stationen sahen zum Teil ungepflegt aus und es gab ständig Beschwerden von seiten der Patienten und des Pflegepersonals.
- Ein negatives Image des Reinigungsdienstes: „Die Putzis sind faul und ständig krank."
- Der Patient wurde in seinem Zimmer mit einer Vielzahl von Mitarbeitern konfrontiert.

In der Planungsphase
wurden zunächst die im Pflegedienst angesiedelten Reinigungstätigkeiten analytisch erfaßt (siehe „Tätigkeitsanalyse im Pflegedienst", Mietzsch, Mildenberger, Walde, Ludwigshafen 1988). Die Reinigungsarbeiten, die vom Zentralen Reinigungsdienst mit halben Planstellen abgedeckt wurden, wurden dann mit den im Pflegedienst anfallenden zusammengefaßt. Daraus ergab sich folgendes Tätigkeitsprofil:
- Einräumen von Wäsche und Putzutensilien, Bettenversorgung,
- Bereitstellen und Reinigen von Nachttischen,
- Reinigung von Lagern und Lagerschränken,
- Reinigung der unmittelbaren Patientenumgebung,
- Reinigung der Patientenkleiderschränke, einzelner Pflegeutensilien, des Pflegearbeitsraumes, der Küche incl. Patientengeschirr,
- Einsammeln von Patientengläsern und Verteilen nach der Reinigung,
- Reinigung von Wannen und Duschen zweimal am Tag,
- Blumenpflege,
- Kaffee/Tee kochen,
- Reinigung der Arbeitsflächen im Stations- und Arztzimmer,
- Unterhaltsreinigung in den Patientenzimmern, auf den Fluren, in den Toiletten, in den Bädern und Duschen, in den Naßzellen der Patientenzimmer,

- Fußboden in der Stationsküche und im Pflegearbeitsraum,
- Zwischenreinigung von Steckdosen, Lichtschalter, Telefon, Türen, (bei Bedarf bzw. mindestens einmal pro Woche)
- Abfallbeseitigung.

Hierfür wurde im Pflegedienststellenplan pro Station eine halbe Stelle vorgesehen, sodaß ingesamt eine Stelle pro Station zur Verfügung gestellt werden konnte.

Um das schlechte Image des Reinigungspersonals zu verbessern sowie die Krankenpflegehelferinnen, die bisher im Pflegedienst angesiedelt waren und nun ebenso diese Aufgabe übernehmen sollten, nicht mit einem Prestigeverlust zu konfrontieren, wurde die so geschaffene Stelle *„Hauswirtschaftliche Stationshelferin"* genannt.

Organisatorisch wurden die Mitarbeiter aufgrund des Aufgabenprofils verantwortlich der Leiterin des Zentralen Reinigungsdienstes unterstellt. Dieses war u. a. notwendig, um fachgerecht Kontrollaufgaben sicherzustellen, da es sich lediglich um angelernte Kräfte handelt. Um zu gewährleisten, daß geeignete und motivierte Mitarbeiter und Bewerber für diesen Arbeitsplatz ausgewählt wurden, wurde ein entsprechendes Anforderungsprofil erarbeitet.

Anforderungsprofil der hauswirtschaftlichen Stationsassistenten:
- Eigenverantwortliche Übernahme der Tätigkeiten,
- hygienisches Wissen,
- Desinfektionslösungen ansetzen können,
- Pflegeutensilien und medizinische Geräte sachgerecht reinigen und desinfizieren können,
- Bereitschaft zu einer guten Zusammenarbeit mit den Mitarbeitern des Pflegedienstes,
- Einfühlungsvermögen und taktvoller Umgang mit Patienten, Angehörigen und Besuchern.

Die Einführung erfolgte schrittweise, mittlerweile ist das gesamte Klinikum umgestellt. Im Ergebnis bleibt festzustellen:

- Durch den Wegfall der Reinigungstätigkeiten im Pflegedienst konnten zeitliche Ressourcen für direkt patientenbezogene, pflegerische Aufgaben geschaffen werden.

- Die Stationen machen einen ordentlichen und sauberen Eindruck.
- Die Hauswirtschaftliche Stationshelferin identifiziert sich mit ihrem Arbeitsplatz Station sowie mit der Zuordnung zum zentralen Reinigungsdienst.
- Den Patienten konnte eine ordentlichere und störungsärmere Umgebung geschaffen werden.

In der weiteren Vorgehensweise war geplant, in Zusammenarbeit mit der Berufsbildenden Schule für Hauswirtschaft/Sozialpädagogik in Ludwigshafen, Qualifizierungsmaßnahmen für diese Mitarbeiter durchzuführen bzw. anzubieten. Dadurch sollten insbesondere die immer höher werdenden Anforderungen an die Hygiene im Krankenhaus geschult werden, aber auch der Stelle Attraktivität und mehr Anerkennung gegeben werden, um engagierte Mitarbeiter zu halten, zu fördern und anzuwerben.

Motivierte und kompetente Mitarbeiter sowie die Ordnung und Sauberkeit sind die Visitenkarte eines Krankenhauses.

Der Einsatz von pflegerischen Stationsassistentinnen

Von Gisela Weber-Schlächter und Klaudia Walde

Der Einsatz von pflegerischen Stationsassistentinnen erfolgte vor dem schon beschriebenen Hintergrund. Die Grundlage der Stellenbildung war die *Zusammenfassung der nicht direkt pflegerelevanten administrativen Tätigkeiten*, wie z.B.:
- Anlegen der medizinisch-pflegerischen Dokumentationen bei der Patientenaufnahme sowie deren Abschluß bei der Entlassung,
- Ausfüllen von Leistungsanforderungen (Labor, Röntgen usw.)
- Richten von Laborproben,
- Führen der Mitternachtsstatistik und der Aufnahmebücher,
- Telefonische Anforderung von Untersuchungsterminen,
- Telefonate,
- zum Teil Wahrnehmung des Bestellwesens,
usw.

Die *zeitliche Bewertung* dieser Tätigkeiten ergab einen ungefähren Bedarf von einer *halben Planstelle pro Station*, die über den *Pflegedienststellenplan* finanziert wird. Da sie im Aufgabenprofil der Pflegepersonalregelung festgelegt sind, ergeben sich auch hieraus keine anderen Finanzierungsmöglichkeiten.

Aufgrund des Tätigkeitsprofils sowie zur Kompetenzabgrenzung legten wir fest, daß zur Wahrnehmung der Aufgabe *kaufmännische Kenntnisse, Teamfähigkeit und taktvoller Umgang mit Menschen* Voraussetzung sind. Dieses war unter anderem notwendig, um zu vermeiden, daß diese Mitarbeiterinnen im Stationsalltag mit pflegerischen Tätigkeiten betraut werden.

Auch muß die Stelleninhaberin über eine *abgeschlossene Ausbildung im kaufmännischen Bereich* verfügen. Die *Einstufung* der Stelle erfolgt nach *BAT VIII/VII*.

Um Mißverständnissen und Ressentiments vorzubeugen, wählten wir bewußt für die Bezeichnung der Stelle nicht den Begriff Stationssekretärin sondern *„pflegerische Stationsassistentin"*. Damit sollten

Zuständigkeit und Zuordnung unmißverständlich deutlich werden, um die Übertragung von adminstrativen Tätigkeiten durch andere Berufsgruppen zu vermeiden.

In der *Umsetzung* der Maßnahme war zu bedenken, daß für Stationen, die noch überwiegend in der funktionellen Pflege arbeiteten, der Schreibtisch ein Prestigeobjekt darstellte. In der Regel war es der Arbeitsplatz der Stationsleitung. Aber auch frisch examinierte Mitarbeiter waren dem Einsatz von Stationsassistentinnen gegenüber außerordentlich kritisch eingestellt. Äußerungen wie: „Jetzt dürfen wir mal endlich an den Schreibtisch und nun wollt ihr uns ihn wegnehmen" waren nicht selten.

Um den Erfolg sicherzustellen, war es notwendig Stationen auszuwählen, die aufgeschlossen waren und zum anderen auf eine patientenbezogene Ablauforganisation umgestellt hatten.

Die Anwerbung geeigneter Mitarbeiter erfolgte relativ problemlos. Es stellte sich heraus, daß ein Bedarf an Stellen im kaufmännischen Bereich vorhanden war. Gerade für Frauen um die vierzig Jahre, die neben der Familie auch berufstätig sein wollten, ist diese Halbtagstätigkeit eine gern angenommene Alternative, sodaß ohne umständliche Stellenausschreibungen – durch „Mund-zu-Mund"-Propaganda – ausreichend Bewerbungen eingingen.

In Zusammenarbeit mit den Stationleitungen wurden dann sukzessive die Stellen besetzt und entsprechend der stationsindividuellen Anforderungen das Tätigkeitsprofil modifiziert. Die *Arbeitszeiten* wurden ebenso *stationsindividuell* festgelegt und orientierten sich beispielsweise an dem Beginn der Funktionsbereiche. Der Grund war, möglichst störungsfreie Zeiten für die Pflege oder die Übergabe zu haben.

Eine intensive Einarbeitung durch eine Pflegeperson ist unbedingte Voraussetzung für den effektiven Einsatz der Stationsassistentinnen und führt dadurch anfänglich zu Mehrbelastungen. Nach sechs Wochen ist sie in der Regel abgeschlossen und die Stationsassistentin in der Lage, ihre Aufgaben selbständig zu bewältigen.

Mittlerweile sind im Klinikum auf allen Stationen pflegerische Stationsassistentinnen im Einsatz.

Es stellte sich heraus, daß aufgrund der unterschiedlichen Schwerpunkte der einzelnen Stationen, z. B. durch kurze Patientenverweildauer, viel Diagnostik usw., der administrative Aufwand höher ist, als ihn eine Halbtagskraft bewältigen kann. Hier wurden dann die Arbeitszeiten entsprechend verlängert, in der Regel aber eine zusätzliche Halbtagskraft eingestellt. Dies hat den Vorteil, daß in Krankheits- oder Urlaubsfällen wenigstens eine Stationsassistentin im Einsatz ist. Auf jeden Fall ist es aber notwendig, daß in der Urlaubsplanung des Stationsteams die Stationsassistentin mitberücksichtigt wird.

Problematisch war zum Teil der *Arbeitsplatz*, da sich in den Stationszimmern nur ein Schreibtisch befand, Pflegekräfte aber weiterhin eine Möglichkeit benötigten, um schriftliche Arbeiten, wie das Führen der Pflegedokumentation erledigen zu können. So wurde da, wo die Räumlichkeiten es zuließen, ein zusätzlicher Schreibtisch angeschafft. Auf fünf Modellstationen konnte das Stationszimmer entsprechend räumlich verändert werden, was wesentlich zur Verbesserung der Situation beitrug.

Im Ergebnis bleibt, aufgrund der gemachten Erfahrungen im Einsatz von pflegerischen Stationsassistentinnen festzustellen:
- Die Pflegekräfte erfahren eine deutliche Entlastung, Unterbrechungen bei der Ausübung der pflegerischen Aufgaben werden verringert.
- Der Informationsfluß wird verbessert, da kontinuierlich ein Ansprechpartner am Telefon ist.
- Die Erledigung der adminstrativen Tätigkeiten verläuft effektiver.
- Besucher, Patienten und andere Berufsgruppen haben im Stationszimmer eine kontinuierliche Ansprechperson, die erste Informationen geben, weiterleiten bzw. entsprechend weiterverweisen kann.
- Die klare Aufgaben- und Kompetenzabgrenzung führt zu einer effektiveren Aufgabenbewältigung.

Die pflegerischen Stationsassistentinnen sind aus dem Stationsalltag nicht mehr wegzudenken. Sie erfahren eine hohe Akzeptanz. Ihr Einsatz hat sich als äußerst sinnvoll erwiesen.

Das Dienstzeitenmodell

Von Norbert Draxler und Hans Jörg Habermehl

Ein weiterer wichtiger Aspekt im Rahmen des Modellprojekts zur Verbesserung der Arbeitssituation im Pflegedienst war die Neustrukturierung der Dienstzeiten. Auf den Stationen wurde in der 5,5-Tagewoche wie folgt gearbeitet:

Frühdienst: 6.00 Uhr – 13.30 Uhr
Spätdienst: 3.00 Uhr – 20.30 Uhr
Nachtdienst: 20.15 Uhr – 6.15 Uhr

Diese Dienste beinhalten jeweils eine Pause von 30 Minuten.

In der Diskussion um die Dienstzeiten wurde die Problematik der Mitarbeiter des Pflegedienstes durch den frühen Dienstbeginn und das späte Dienstende sehr deutlich. Pflegekräfte mit Kindern – womöglich Alleinerziehende – sind insbesondere durch den frühen Dienstbeginn belastet, da die Kinder gegen fünf Uhr aus dem Schlaf gerissen werden müssen, um sie rechtzeitig vor Dienstbeginn in den hauseigenen Kinderhort bzw. Kindergarten bringen zu können. Durch das Dienstende um 20.30 Uhr können die Kinder erst am späten Abend zu Bett gebracht werden.
Soziale Kontakte, kulturelle Veranstaltungen sowie die Ausübung von Hobbies jeglicher Art (Vereine, Volkshochschule usw.) werden durch die klassischen Dienstzeiten ebenso erheblich eingeschränkt. Eine Anhäufung von Überstunden durch starres Festhalten an bisherigen Dienstzeiten und Arbeitsabläufen führte zur Unzufriedenheit der Mitarbeiter.

Diese berechtigten Kritikpunkte gaben zu der Überlegung Anlaß, den klassischen Zweischichtbetrieb in der Zeit von 6.00 bis 20.30 Uhr zu überdenken und flexibler zu gestalten.

Mit der Einführung von flexibilisierten Dienstzeiten wollten wir erreichen, den Bedürfnissen der Patienten sowie denen der Mitarbeiter gerechter zu werden:

- Qualifiziertes Personal zu gewinnen bzw. zu erhalten
- Möglichkeiten der Teilzeitarbeit zu schaffen
- Reduzierung der frühen und späten Dienstzeiten
- Reduzierung der Überzeiten
- Ruhigeres Arbeiten in den Morgenstunden
- Verbesserte Kommunikation und Kooperation der einzelnen Arbeitsschichten
- Patientenorientiertes Arbeiten
- Sicherstellen humaner Weckzeiten

Für die Umsetzung der flexibilisierten Dienstzeiten haben wir uns auf folgende *Rahmenbedingungen* verständigt:
- Gewährleistung der Patientenversorgung über 24 Stunden
- Tagdienst in der Zeit von 6.00 bis 20.30 Uhr
- Nachtdienst von 20.15 bis 6.15 Uhr
- Schichtlänge im Tagdienst 7,5 Stunden, im Nachtdienst 9,5 Stunden (incl. 30 Minuten Pause)
- Beibehaltung der vorgegebenen Essenszeiten
- Keine Beeinträchtigungen im Ablauf der Funktionsabteilungen (Röntgen, Verwaltung usw.)
- Bei Teilzeitarbeit Ableisten von vollen Schichten

Die *Voraussetzung* für die Umsetzung eines flexibilisierten Dienstzeitenmodells auf den Stationen war zunächst eine Ist-Erhebung des Arbeitsablaufes. Die vom Pflegepersonal zu erbringenden Leistungen wurden erfaßt und auf ihre zeitliche Fixierung hin überprüft. Bei der Neugestaltung des Arbeitsablaufes wurden die anfallenden Tätigkeiten zeitlich neu organisiert und in der Erprobungsphase auf Praktikabilität überprüft und gegenbenenfalls korrigiert. In Zusammenarbeit mit den Ärzten wurden feste Visitenzeiten vereinbart.

Unter Berücksichtigung der vorgegebenen Rahmenbedingungen wurden folgende *Dienstzeiten* festgelegt, *die stationsindividuell variieren können:*

Frühdienst (F):   6.00 – 13.30 Uhr
Mitteldienst (M1):   7.30 – 15.00 Uhr
Mittlerer Spätdienst (M2): 11.30 – 19.00 Uhr
Spätdienst (S):   13.00 – 20.30 Uhr
Nachtdienst (NW):   20.15 – 6.15 Uhr

Der Arbeitsablauf in einem flexibilisierten Dienstzeitenmodell am Beispiel einer unfallchirurgischen Station

Frühdienst zwischen 6.00 Uhr und 7.30 Uhr:
- Übergabe
- OP-Vorbereitungen und Transport
- Absprache der Tagesorganisation mit dem ärztlichen Dienst
- Klingeldienst

Mitteldienst 1 zwischen 7.30 Uhr und 11.30 Uhr:
- Kurzes Übergabegespräch
- Übernahme der zugeteilten Patienten (Bereiche)
- Einsicht in die Dokumentation und den patientenbezogenen Tagesablauf
- Patientenfrühstück
- Durchführung der allgemeinen und speziellen Pflege
- Aufnahmen und Entlassungen
- OP-Vorbereitung und Transport
- Arztvisite und Ausarbeitung

Mittlerer Spätdienst zwischen 11.30 Uhr und 13 Uhr:
- Verteilung des Mittagessens
- Heparine, Insuline
- Postoperative Betreuung
- Übergabe

Spätdienst zwischen 19.00 Uhr und 20.30 Uhr
- Richten der Papiere für den nächsten Tag
- Klingeldienst
- Übergabe an den Nachtdienst

Durch die Schaffung von Mitteldiensten konnte eine Verlängerung der Zeiten ähnlich denen des Nachtdiensts geschaffen werden, die somit einen geringeren Personaleinsatz möglich machte.

Die Zeit von 8.00 bis 15.00 Uhr – mit einer verstärkten Personalbesetzung – eröffnete verbesserte Möglichkeiten für die Umsetzung eines patientenbezogenen Arbeitsablaufes.

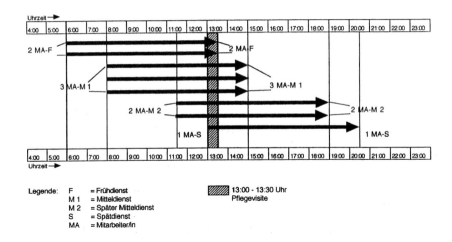

Abbildung: Dienstplanübersicht der Station CH 04 nach dem neuen Arbeitszeitmodell

Während der Erprobungsphase entstanden folgende Probleme:

Der Informationsfluß zwischen den einzelnen Schichten wurde durch die Einführung von Mitteldiensten erschwert. Eine Pflegevisite bzw. Übergabe am Patientenbett löste diese Problematik.
Die Mitarbeiter des M2-Dienstes bekamen feste Aufgaben übertragen, um die Zeit bis zur Pflegevisite sinnvoll zu nutzen.
Ebenso stellte sich heraus, daß eine gute Pflegedokumentation unabdingbar ist.

Die Dienstplangestaltung wurde für die Stationsleitungen anspruchsvoller, da individuelle Wünsche berücksichtigt werden sollten. Die Vielfalt der möglichen Schichten erschwerte die Erstellung des Dienstplans. Den Mitarbeitern wurde eine höhere Flexibilität bei der Diensteinteilung abverlangt, da die starren Schichten und somit der wochenweise Früh-/Spätdienstwechsel nicht mehr bestanden.
Es wurde die Erstellung der Dienstpläne für drei Monate im Voraus eingeführt, was durch die Umsetzung einer EDV-gestützten Personaleinsatzplanung wesentlich zur Erleichterung beitrug.

Durch die Veränderungen der Dienstzeiten und damit des Arbeitsablaufes war die *Kommunikation und Kooperation* zwischen den bisher gewohnten Schichtgruppen zunächst problematisch. Im Laufe der Zeit stellte sich dies als positiv heraus, da das gewohnte Schichtdenken „in meiner Schicht..., in deiner Schicht ..." sich auflöste und wesentlich zur Verbesserung des Klimas beitrug.

Die Veränderung der Dienstzeiten verursachte in den Mitteldiensten – bedingt durch den Berufsverkehr – einen *zeitlich längeren Anfahrtsweg*.

Die Patienten mußten sich umstellen, da sie nicht mehr, wie gewohnt, morgens früh um sechs Uhr geweckt wurden. Entsprechende Informationen, die mittlerweile Inhalt des Aufnahmegesprächs sind, sind notwendig und haben sehr schnell die Problematik beheben lassen.
Die Patienten erleben das längere Schlafenkönnen verständlicherweise inzwischen als sehr angenehm.

Der Frühdienst und der Spätdienst müssen mit examinierten Pflegekräften besetzt sein. Dies führte dazu, daß die *Krankenpflegeschüler/innen* nicht mehr zu diesen Diensten eingeteilt wurden. Hier wurden dann ebenso entsprechende Alternativen gefunden.

Während der Testphase wurden kontinuierlich bestehende Probleme im Team diskutiert, bewertet und nach Alternativen gesucht. Der Arbeitsablauf wurde teilweise nochmal korrigiert. Die Kooperations- und Kommunikationsfähigkeit wurde bald verbessert, da die Mitarbeiter größtes Interesse an der Umsetzung und Beibehaltung der neuen Dienstzeiten hatten.

Die Vorteile eines flexibilisierten Dienstzeitenmodells sind unverkennbar:

Mitarbeiterbezogen:
– Ruhigeres Arbeiten in den Morgenstunden
– Verbesserte Kommunikation und Kooperation
– Minimierung der ungünstigen Dienstzeiten
– Aufrechterhaltung sozialer Kontakte
– Patientenbezogenes Arbeiten
– Bessere Möglichkeit der Teilzeitarbeit.

Patientenbezogen:
– Spätere Weckzeiten
– Ruhiger Tagesablauf
– Einbeziehung des Patienten in den Pflegeprozeß durch die Einführung der Pflegevisite
– Verbesserte Pflegeplanung und Dokumentation
– Kontinuität in der pflegerischen Bezugsperson

Betriebsbezogen:
– Minimierung der Überstunden
– Abbau von Arbeitsspitzen und Leerlaufzeiten

Die Mitarbeiter erleben die sich ergebenden Vorteile dieses flexibilisierten Dienstzeitenmodells mittlerweile als (sehr) positiv. Sie sind motiviert, aktiv weiter Verbesserungen vorzunehmen und können sich nicht mehr vorstellen nach dem „alten Modell" arbeiten zu müssen.

Ebenfalls trug die Umsetzung der Maßnahme zur Erhöhung der Attraktivität pflegerischer Arbeit bei. Personal konnte damit gewonnen werden. Die Stationen mit flexibilisierten Dienstzeiten sind sowohl im eigenen Hause als auch bei Neueinstellungen sehr gefragt. Um noch effektiver und sinnvoller den Arbeitsablauf auf den Stationen gestalten zu können, ist im nächsten Schritt ein intensiver Dialog mit allen Bereichen des Krankenhauses notwendig.

Die Arbeitszeiten und Arbeitsabläufe anderer Abteilungen und Berufsgruppen müssen notwendigerweise miteinbezogen und entsprechend angepaßt werden.

Die Schichtlänge von 7,5 Stunden im Tagdienst und zehn Stunden im Nachtdienst ist die einzige feste Vorgabe für die Stationen. Aus diesem Grunde haben sich in der Zwischenzeit noch weitere Dienstplanmodelle mit unterschiedlichen, den Bedürfnissen der Stationen angepaßten Mitteldiensten im Hause etabliert.

Der zufriedenstellende Erfolg hat sich schnell im Klinikum herumgesprochen und trug dazu bei, daß mittlerweile fast alle Stationen auf dieses Modell umgestellt sind.

Gestaltung der internen Ablauforganisation am Beispiel der Station MA 12

Von Rosemarie Miessler

Die Station MA 12 ist eine onkologische Station mit 18 Betten. Hier werden schwerpunktmäßig Patienten mit Leukämien, Lymphomen, Bronchialkarzinomen und seltenen Tumoren behandelt. Die weitreichende Diagnostik und Therapie – besonders die Zytostatikagabe – beeinträchtigen den Allgemeinzustand des Patienten erheblich. Körperliche Schwächen, Erbrechen, plötzliche und akut-lebensbedrohliche Veränderungen machen eine intensive pflegerische Betreuung notwendig. Hinzu kommt die psychosoziale Situation des Patienten, die hohe Anforderungen an das Pflegepersonal stellt.

Die Station war funktionell organisiert:
- Geringes Eingehen auf seelische Probleme der erkrankten Menschen; dieses hing häufig vom Engagement des Einzelnen ab.
- Die pflegerische Befunderfassung und Beobachtung war schwierig, da mehrere Pflegekräfte an den Patienten arbeiteten.
- Großer Informationsverlust.
- Arbeitsspitzen in den Morgen- und Abendstunden.
- Patienten mußten sich nach dem Arbeitsablauf der Station richten und hatten keine Bezugsperson.
- Individuelle Bedürfnisse wurden oft nicht erfaßt.
- Pflegekräfte waren überfordert und durch die Arbeitsspitzen genervt und gereizt.
- Die Arbeit war unökomonisch eingeteilt.

Um diese unzufriedenstellende Situation zu verbessern, nahmen wir uns vor, den Arbeitsablauf umzustellen, mit *folgenden Zielen:*
- die Arbeitssituation zu verbessern,
- Arbeitsspitzen abzubauen,
- Arbeitszufriedenheit der Pflegekräfte zu erreichen,
- Ausbildung von Verantwortungsbewußtsein,
- Professionalisierung der Pflege,
- Gewährleistung einer patientenbezogenen Pflege,
- mitarbeiterfreundliche Arbeitszeiten.

Nach erfolgter Ist-Erhebung führten wir in gemeinsamer Absprache im Team die *entsprechenden Veränderungen* ein:

1. *Arbeitsablauf*
   Erstellung von Arbeitsablaufplänen bzw. -merkmalen (siehe S. 57).

2. *Dienstzeiten*
   Flexibilisierte Dienstzeiten mit der Information, wer in welcher Patientengruppe arbeitet (siehe Seite 101 ff.).

3. *Bereichspflege*
   Station ist in zwei Bereiche eingeteilt.
   Die Stationleitung gewährleistet eine gerechte Belegung von pflegeintensiven Patienten in beiden Gruppen.
   Die zwei Stationsärzte werden mit in die einzelnen Bereiche eingebunden.

4. *Tägliche Übergabe am Patientenbett*
   Aktives Einbeziehen des Patienten in den Pflegeprozeß.
   Pflegerische Problematiken können direkt am Patienten übergeben und noch einmal inspiziert werden.

5. *Erstellung einer Stationsinformationsmappe*
   zur Einarbeitung neuer Mitarbeiter und Krankenpflegeschülerinnen.
   Transparenz.

6. *Humane Weckzeiten*

7. *Zusammenarbeit mit dem ärztlichen Dienst*
   Information über die Veränderungen.
   Aktives Einbeziehen in den Stationsablauf.

Regelmäßige Teamgespräche dienen dazu, aufgetretene Probleme zu beheben, die eingeführten Maßnahmen entsprechend zu bewerten und eventuell zu verbessern. Ebenso werden – in diesem Rahmen fest eingeplant – stationsinterne Fortbildungen und Supervisionen durchgeführt.

Wichtig für die erfolgreiche Umsetzung der Maßnahme ist die *Organisation des Umfeldes:*

Jede Patientengruppe braucht:
– einen eigenen Visitenwagen
– einen eigenen Wäscheschrank
– einen eigenen Verbandwagen
– einen eigenen Arbeitsplatz
– strenge Trennung der Patientengruppen, auch bei Nebenarbeiten (z. B. Klingeln)

Die Verantwortungs- und Entscheidungskompetenz liegt immer bei der zuständigen Gruppenschwester. Unterstützend wirkt sich der Einsatz von Mitarbeitern für die Erledigung nicht direkt patientenbezogener Tätigkeiten aus. Dazu gehört z. B.:
die pflegerische Stationsassistentin
der pflegerische Hol- und Bringdienst
der Krankentransportdienst
die zentrale Zytostatikaaufbereitung usw.

Im *Ergebnis* läßt sich auf unserer Station feststellen, daß
– der Krankenstand geringer ist und keiner wegen Banalitäten zuhause bleibt,
– der Patient eine ganzheitliche Betreuung durch die Bezugsperson erhält,
– das Veranwortungsbewußtsein der Mitarbeiter gefördert wird,
– Kernarbeitszeiten von 7.00 Uhr bis 19.00 Uhr vorhanden sind,
– die Weckzeit für den Patienten auf 7.30 Uhr steht,
– die Arbeitsspitzen und Leerlaufzeiten deutlich reduziert sind und damit ein kontinuierlicher Arbeitsablauf erreicht wird,
– die Pflege patientenbezogen und damit individueller gestaltet wird
– durch die tägliche Übergabevisite weniger Informationen verloren gehen,
– die Schüler/innenanleitung ruhiger, übersichtlicher und umfangreicher ist, da eine Zuordnung zu den Patientengruppen vorgenommen wird,
– der Arbeitsablauf wirtschaftlicher ist,
– die Arbeitszufriedenheit gewachsen ist,
– die einzelne Krankenschwester sich persönlich/fachlich schneller in ihrer Kompetenz weiterentwickelt

Keiner der Mitarbeiter, selbst der kritischste, möchte zurück in die Funktionspflege. Auch bei personellen Engpässen wird konsequent in der Bereichspflege gearbeitet. Das flexible Arbeitszeitmodell wird von allen verteidigt.

Schüler/innen, die während ihrer Ausbildung unsere Arbeitsorganisation ausprobieren konnten, zeigen stets großes Interesse, nach dem Examen bei uns zu arbeiten.

Die Patienten erleben Sicherheit und Geborgenheit und geben viele positive Rückmeldungen, besonders die, die funktionelle Pflege kennengelernt haben.

Der anfängliche Aufwand hat sich für uns gelohnt. Eine gute Vorbereitung, motivierte und aktive Mitarbeiter sowie der Mut, etwas zu verändern und dabei auch mal Fehler zuzulassen, um daraus zu lernen, haben wesentlich zum Erfolg beigetragen.

Frühdienst (F-Dienst)
Dienstzeit: 6.00 Uhr – 14.12 Uhr
Ein Mitarbeiter
Arbeitsmerkmale:
  Zurechtstellen der Visitenwagen
  Aufziehen der Spritzen aller Applikationsverfahren
  Blutentnahme für Blutzentrale zurechtstellen
  Klingeldienst
  Telefondienst, wenn Telefonistin frei hat
  Informationsanträge an Gruppenschwester
  Hilfe bei Pflegemaßnahmen in beiden Gruppen
  Küchen- und Pflegeraumdienst, wenn Reinigungspersonal frei hat
  Austeilen der Tropfen
  Einsammeln der Urine für Untersuchungen
  Tropfen austeilen

Vormittagsdienst (V-Dienst)
Dienstzeit: 7.00 Uhr – 15.12 Uhr
Ein bis zwei Mitarbeiter
Arbeitsmerkmale:
  Tablettenkontrolle
  Kontrolle der i. m., i. v. und s. c.-Injektionen
  Messen der Vitalzeichen
  Betten machen

pflegen, waschen, duschen
Infusionen anhängen und überwachen
Injektionen s. c. und i. m. verabreichen
ärztliche Verordnungen
Visite
Ausarbeiten der Visite
Eingruppieren der Patienten und Schreiben der Pflegeberichte der betreuten Patientengruppe
13.00 Uhr Pflegevisite

Nachmittagsdienst (N-Dienst)
Dienstzeit: 11.00 Uhr – 19.12 Uhr
Ein bis zwei Mitarbeiter
Arbeitsmerkmale:
Information bei Gruppenschwester
Essen richten
Pflege in der Patientengruppe, duschen, waschen, ärztliche Verordnungen
ca. 14.00 – 15.00 Uhr Vitalzeichen-Kontrolle, eventuell pflegen
Injektionen s. c. und i. m. verabreichen
Betten richten
Abendbrot verteilen
Pflege vor der Nacht
19.00 Uhr Liquemine spritzen
19.00 Uhr Übergabe an den S-Dienst und Schreiben der Pflegeberichte der Schicht und Gruppe

Spätdienst (S-Dienst)
Dienstzeit: 13.00 Uhr – 21.12 Uhr
Ein Mitarbeiter
Arbeitsmerkmale:
Telefondienst
Apothekenräumdienst
Transportdienst zu den Untersuchungen
Transportdienst zum Labor
Küchenaufräumdienst
Pflegearbeitsraumdienst
Schmutzwäsche-Transport
Klingeldienst zwischen 19.00 und 20.30 Uhr

Verteilen der Tropfen
Untersuchungsanträge in den Verteiler bringen
Verbandswagenkontrolle
falls zeitlich möglich, Befunde einsortieren
nochmaliges Betten von Problempatienten gemeinsam mit der Nachtwache

Nachtdienst (NW)
Dienstzeit: 20.30 Uhr – 6.15 Uhr
Ein Mitarbeiter
Arbeitsmerkmale:
Klingeldienst
Bereitstellen der verordneten Tagesmedizin aller Applikationsarten
Abheften der Befunde in die Patientenakte
Medikamentenbestellung erstellen
Erneuern der Desinfektionslösung für Thermometer und Instrumente
Laut Hygiene des Hauses tägliche Desinfektion der Arbeitsflächen im Dienstzimmer

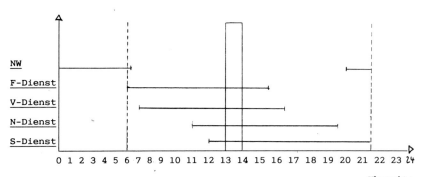

Voraussetzungen:
Arbeitsablauf muß umgestellt werden
Stationsassistentin entlastet von administrativen Tätigkeiten
Zusammenarbeit mit Funktionsabteilungen (Patienten werden erst um 7.30 Uhr geweckt)
2 Visitenwagen (evtl. mehr, je nach Anzahl der Gruppen)
2 Verbandwagen, 2 Wäscheschränke, Abfallgeräte
Gruppengeordnete Stellplätze für Medikamente
Schaffung von Verantwortungsbereichen

Vorteile:
Ausbildung von Verantwortung des Pflegepersonals
Bessere Schüleranleitung
Abbau von Arbeitsspitzen
Harmonischer Arbeitsablauf
Kernarbeitszeiten
Ganzheitliche Betreuung der Patienten
– Weckzeit 7.30 Uhr
– Bezugspersonen für die Patienten
– Schneller Überblick über Patientengruppe
– Zeit für Gespräche

Nachteile:
Parkplätze sind ab sieben Uhr morgens schlecht zu bekommen
Berufsverkehr

Dienstplangestaltung unter Einsatz der elektronischen Datenverarbeitung

Von Rainer Schnabel und Käte Harms

Vor etwa eineinhalb Jahren standen wir vor der Entscheidung, wie wir das Ziel, die EDV der Pflege nutzbar zu machen, umsetzen wollen.

Es werden drei Unterziele definiert:
- Entlastung von administrativen Tätigkeiten bzw. das Entfallen von Wegen
- Verbesserung der Pflegequalität durch schnellere Information und Entscheidungsunterstützung
- Dokumentation des Arbeitsaufwandes zur Verbesserung des Personaleinsatzes

Zum Erreichen dieser Zielvorstellungen entschieden wir uns letztlich zu der Variante der Individualprogrammierung, da sich die existierende Standardsoftware als zu unflexibel in vielen wichtigen Bereichen erwies.

Dies stellte sich – wie vorauszusehen war – bezüglich der Programmentwicklung als ungleich zeitintensiver heraus, war aber doch im Nachhinein ein voller Erfolg, da wir ein Programm zur Dienstplanerstellung vorweisen können, das einerseits auf die Bedürfnisse unseres Hauses zurechtgeschnitten ist, andererseits jedoch die Option offen hält, schnellstmöglich auf jeden externen wie internen Einfluß reagieren zu können. Dies betrifft auch das problemlose Hinzufügen von zusätzlichen Modulen.

Zu Beginn des Projekts in 1992 erfolgte die *Einrichtung einer Stabsstelle EDV* – direkt der Pflegedienstleitung zugeordnet – mit dem Ziel, die fachliche Betreuung und Begleitung dieses Projekts zu gewährleisten. Während des gesamten Zeitraums von August 1992 an, fanden kontinuierliche Besprechungen zwischen dem Programmierer und den Mitarbeitern der Pflegedienstleitung statt.

Auch die Programmentwicklung erfolgte in stetiger, enger Zusammenarbeit. Dies ermöglichte einen direkten Zuschnitt der

Software auf die Bedürfnisse unseres Hauses und hebt sich somit vom gegenwärtig verfügbaren Angebot an „fertigen" Softwareprodukten positiv ab.

Zum aktuellen Stand:

Die acht Modellstationen und mittlerweile weitere 14 Stationen und Funktionsbereiche sind an das EDV-System zur Dienstplangestaltung angeschlossen und erstellen ihre Dienstpläne darüber.

Die Labordatenübertragung wurde auf den Modellstationen getestet und dann auf den restlichen Stationen freigegeben.

Die *Schulungen* erfolgten zunächst vorrangig für die Stationsleitungen in zwei zeitlich versetzten Blocks von ca. drei Stunden. Intensivere Schulungen – aufgrund des umfangreicheren zu pflegenden Datenstamms – wurden für die Pflegedienstleitung durchgeführt.

Die *Betreuung und Beratung* erfolgt kontinuierlich, bzw. nach Bedarf, vor Ort auf den Stationen bezüglich technischer Schwierigkeiten oder programmtechnischer Fragen. Die Schulungsmaßnahmen können und werden je nach Bedarf wiederholt. Außerdem ist eine ständige Betreuung der Stationen durch die Stabsstelle EDV und die zuständigen Pflegedienstleitungen gewährleistet (daraus folgt eine steigende Akzeptanz).

Die *interdisziplinäre Koordination* wird durch wöchentliche Besprechungen der EDV-Arbeitsgruppe gewährleistet. Vetreten sind der Pflegedienst, der ärztliche Bereich und die EDV-Abteilung.

Geplant ist die Ausweitung der EDV auf alle Stationen und Funktionsbereiche unseres Hauses und deren datentechnische Verknüpfung mit den notwendigen Bereichen wie z. B. Lager, Apotheke, weiteren Labors, aber auch Controlling, ebenso wie das Entwickeln von weiteren Softwaremodulen z. B. im Bereich der Pflegedokumentation.

Ebenso ist der Anschluß der beteiligten Stationen incl. der Herzchirurgie sowie der Anschluß der Laborsysteme in der Klinischen Chemie im Institut für Transfusionsmedizin an das bereits erwähnte OP-Dokumentationssystem und an den Verwaltungsrechner vorgesehen – zum heutigen Zeitpunkt größtenteils realisiert – und somit die Möglichkeit einer vielfältigen Krankenhaus-Kommunikation geschaffen.

Zu verstehen ist das entwickelte und bereits eingesetzte Pflegedienstplanungsprogramm somit als eine Art Grundbaustein, mit der Option, alle weiteren geplanten Erleichterungen für den Pflegedienst (Erfassung der Pflegedokumentation, schnellere Übermittlung der Röntgenanforderungen, Formularwesen usw.) nacheinander problemlos hinzufügen zu können.

Die *Motivation* und die *Akzeptanz* der Mitarbeiter bezüglich des EDV-Systems ist durchweg als gut anzusehen.
Die Anfangsschwierigkeiten – dabei vor allem der anfängliche zeitliche Mehraufwand – werden unter dem Aspekt der zu erwartenden Arbeitserleichterung speziell im Hinblick auf das Gesamtsystem mit allen dazugehörigen Bausteinen (z. B. schnellstmögliche Verfügbarkeit von Laborwerten) gerne in Kauf genommen.
Die Mitarbeiter hatten bisher schon des öfteren Gelegenheit, anläßlich von Fortbildungen oder Seminaren zu dieser Thematik ihre Wünsche bzw. ihre Kritik an dem System zu äußern. Wo immer diese Anregungen sich als durchführbar erwiesen, wurden und werden sie im Interesse des Gesamtsystems auch realisiert.

Der Einsatz eines Isonorm-Modulsystems sowie die stationsintere bauliche Gestaltung
Von Hans Jörg Habermehl

Die räumliche Situation auf einer Station übt einen nicht unerheblichen Einfluß auf die Arbeitsbedingungen des Pflegepersonals aus. Im Klinikum ist sie gekennzeichnet durch enge, kleine Stationszimmer in denen administrative und organisatorische Tätigkeiten erledigt werden, Telefonate geführt, Infusionen, Spritzen, Tabletten, Blutproben usw. gerichtet und aufbereitet werden müssen. Außerdem ist dieses Zimmer Anlaufstelle für Patienten, Angehörige und Besucher, Ärzte und andere Mitarbeiter sowie fester Arbeitsplatz der pflegerischen Stationsassistentin.

Durch entsprechende bauliche Veränderungen wollten wir erreichen:
- Eine Trennung des administrativen und des reinen Pflegearbeitsplatzes
- Die Unterstützung des patientenbezogenen Pflegesystems.
- Eine kurze Wegeführung von den Patientenzimmern zu den Pflegearbeitsräumen.
- Eine gleichzeitige Veränderung der Ver- und Entsorgung mit Gütern, sowie der stationsinternen Lagerhaltung.

Kein Verlust an Patientenbetten war die für die Realisation vorgegebene Maßgabe!

Ausgangssituation:
– 34 bis 37 Betten pro Station
– Völlig unzureichende Arbeitsplätze, sowohl unter quantitativen als auch qualitativen Aspekten
– Überdimensionierte Stationsküchen
– Bauliche Gegebenheiten aus den sechziger Jahren

Die Umbaumaßnahmen wurden in enger Zusammenarbeit mit den betroffenen Stationen, der Pflegedienstleitung und der technischen Abteilung geplant. Vier Modellstationen wurden im Rahmen

der zur Verfügung gestellten finanziellen Mittel für den Umbau vorgesehen. Auf den betroffenen Stationen waren im einzelnen folgende Bereiche umzubauen bzw. zu verändern:
– Stationsküche
– Stationsdienstzimmer
– Umkleideraum
– Teile der Sanitärbereiche
– Arztzimmer

Damit die Funktionalität und der Stationsbetrieb möglichst störungsfrei aufrechterhalten werden konnten, erfolgten die *Umbaumaßnahmen in drei Bauabschnitten.*

Der erste Teilschritt betraf die Umgestaltung der Aufenthaltsräume. Diese Räume wurden durch den Abriß von Einbauschränken vergrößert und mit Miniküchen ausgestattet. Das vorhandene Tablettsystem machte den Verzicht auf die bis dahin vorhandenen großen Stationsküchen möglich. Diese Räume werden jetzt als Aufenthaltsräume, Stationsküche und Besprechungszimmer genutzt.

Im zweiten Teilschritt wurden das Schwesterndienstzimmer und die ehemalige Stationsküche umgebaut. Diese beiden Räume liegen unmittelbar nebeneinander und sind jetzt durch einen direkten Durchgang miteinander verbunden. Durch diese Verbindung ist die Lagerung von z. B. Medikamenten und Einmalmaterialien mit den dazu notwendigen Arbeitsflächen zur Vorbereitung der Therapien (reiner Pflegearbeitsraum) von den administrativen Arbeitsplätzen räumlich und funktionell getrennt worden.

Im dritten Teilschritt erfolgte der Umbau von Teilen der Sanitärbereiche, Arztzimmer und Umkleideräume. In den Sanitärbereichen wurden zusätzliche kleine Pflegearbeitsräume installiert, um dem Prinzip der kurzen Wegeführung gerecht zu werden. Das Arztzimmer wurde verlegt bzw. verändert, um Aufenthaltsflächen für die Patienten zu gewinnen. Umkleideräume wurden entweder neu geschaffen oder bestehende funktionalisiert.

Auch während der Umsetzung der Maßnahmen waren enge Kontakte und Absprachen mit dem ärztlichen Dienst, der technischen Abteilung und den beauftragten Firmen notwendig.

Die Umbauten auf den vier Stationen sind für das Klinikum richtungsweisend und werden zukünftig für alle weiteren Baumaßnahmen Vorbildfunktion haben.
Von den dort tätigen Pflegekräften wird der Umbau als arbeitserleichternd, funktionaler und optisch ansprechender empfunden und bewertet. Die Patienten haben durch Veränderungen im Empfangsbereich einen klaren optischen Hinweis, wohin sie sich wenden können. Die Aufenthaltsflächen und der Einbau von Behindertentoiletten, zusätzlichen Duschen und Toiletten ist sowohl für die Patienten als auch für das Pflegepersonal eine erhebliche Verbesserung.

Im Zuge der Umbaumaßnahme wurde in den reinen Pflegearbeitsräumen ein Normmodulsystem installiert. Die Einführung dieses Systems sollte folgende Ziele verfolgen:

- Die Mitarbeiter des Pflegedienstes sind von den Tätigkeiten der Materialbestellung und Lagerkontrolle entlastet.
- Einmalmaterialien, Apothekengüter und Wäsche werden in den Pflege- und Funktionseinheiten raumsparend und rationell gelagert.
- Klein- und Kleinstläger verschwinden von den Stationen.
- Die Materialanforderung erfolgt über Etiketten mit Barcode-Erfassung nach dem System „voll gegen leer" und über Versorgungsassistentinnen.
- Die Materialverbräuche werden EDV-gestützt überwacht.

Die Lagerhaltung auf der Station stellte sich vor Einführung des Isonorm-Modulsystems aufgrund vielfältiger Ursachen äußerst desolat dar:

- Einmalmaterialien und Apothekengüter waren an mehreren Stellen in unübersichtlicher Art und Weise untergebracht.
- Große Kartonagen erschwerten zusätzlich die Lagerhaltung.
- Eine verläßliche Bestellung und lückenlose Versorgung war nicht immer gewährleistet.
- Auch wenn nur eine geringe Anzahl an Materialien z. B. spezielle Katheter benötigt wurden, mußte immer die gesamte Verpackungseinheit abgenommen werden.
- Das Einräumen der Materialien war sehr zeitaufwendig.

Bei der Umstellung des Versorgungskreislaufes sind *folgende Bereiche betroffen und es ist somit wichtig, sie einzubeziehen:*

Angeschlossene stationäre Bereiche
Zentrallager
Apotheke
EDV-Abteilung
Rechnungswesen
Wirtschaftsabteilung
Bettenzentrale
Personalabteilung
Technische Abteilung

Nach ordnungsgemäßer Abwicklung des Planungs- und Ausschreibungsverfahrens wurden die Angebote der marktführenden Firmen gesichtet, verglichen und bewertet. Entscheidend für die Vergabe des Auftrages war nicht nur das Preis-/Leistungsverhältnis bezüglich des notwendigen Mobiliars, sondern auch die Serviceleistung bezüglich des Know-how-Transfers.

Zur Vorbereitung der Einführung des Systems wurde eine Arbeitsgruppe unter Leitung der Pflegedienstleitung gegründet. Die Gruppe setzte sich aus zwei Stationsleitungen, dem Leiter des Zentrallagers, dem Innenprüfer und einem Mitarbeiter der Pflegedienstleitung zusammen. Beratend war zu Anfang ein leitender Mitarbeiter der beauftragten Firma zugegen. Alle weiteren betroffenen Bereiche wurden in der Folge an den Planungen beteiligt und in Problemlösungsprozesse eingebunden. Berührungspunkte waren im einzelnen:

Apotheke	– Verbandstofflager, Medikamente, Schrankzuordnungen und Mengenfestlegungen
EDV-Abteilung	– Datenerfassung, Transfer, Verarbeitung
Rechnungswesen	– Kostenstellen, Anpassung vorhandener Systeme
Wirtschaftsabteilung	– Ausschreibung, Bestellungen usw.
Personalabteilung	– Abwicklung, Einstellung usw.
Bettenzentrale	– Maschinelle Modulreinigung
Technische Abteilung	– Koordination Baumaßnahmen mit Möbeleinbau und Einrichtung, zentrale Kommissionierung

Erster Schritt war die Bereitstellung eines Raumes in unmittelbarer Umgebung des bestehenden Zentrallagers zur Unterbringung der zentralen Kommissionierung.

Dieser Raum mußte verschiedene Voraussetzungen erfüllen:
– feuerpolizeilich genehmigt,
– den Richtlinien der Arbeitsstättenverordnung entsprechen,
– über ein ausreichendes Platzangebot verfügen.

In der Folge war die *Personalstruktur der zentralen Kommissionierung festzulegen* und geeignete Mitarbeiter zu gewinnen.

Zwischenzeitlich mußten *Artikelkataloge des Zentrallagers und der Apotheke seitens der Stationen überarbeitet,* den eigenen Bedürfnissen angepaßt und Mengenangaben festgelegt werden. Die Mengenangaben orientierten sich an einem festgelegten Versorgungsrhythmus von drei Tagen. Diese Tätigkeit hatte eine erhebliche Bereinigung der auf den einzelnen Stationen zur Anwendung kommenden Materialien zur Folge.

Folgende Erfahrungen wurden bisher gemacht:

- Die Versorgung mit Einmalmaterial verläuft absolut unproblematisch und zuverlässig. Bisher gab es keinerlei Versorgungsengpässe.
- Die auf den Stationen verteilten Klein- und Kleinstlager sind verschwunden.
- Vorhandene Flächen sind optimal genutzt. Ein Raum zur Lagerung von Einmalmaterial, Wäsche, Verbandstoffen, Medikamente und Infusionen.
- Kein Verfall von Materialien durch das Prinzip: „First in – First out".
- Wegfall von nicht direkt patientenbezogenen Tätigkeiten, dadurch Schaffung von personellen Ressourcen für die Umsetzung des Pflegeprozesses.
- Bereinigung des Artikelkataloges in den einzelnen Bereichen.
- Kein Horten von Material.
- Kostenstellenbezogene Auswertung der Verbräuche. Instrument zur effizienten Budgetüberwachung.
- Erstellung sogenannter Hit-Listen (wo und was).

Parallel zur Einführung des Iso-Norm-Modulsystems für die Materialversorgung wurde auch die Krankenhausapotheke angeschlossen. Die Stationen werden nach dem gleichen Prinzip mit Medikamenten, Infusionen und Verbandstoffen versorgt.

Auch hier sind positive Erfahrungen gemacht worden. Zwischenzeitlich wurden weitere Stationen und Funktionsbereiche an das Versorgungssystem angeschlossen.

Das Modulsystem bietet die Möglichkeit, Pflegemaßnahmesets in der zentralen Kommissionierung packen zu lassen und den Bereichen gebrauchsfertig zur Verfügung zu stellen. Es zeigt sich, daß eine Versorgung aller Stations- und Funktionseinheiten klinikumsübergreifend eine verläßliche und effiziente Lösung darstellen würde.

Zur flächendeckenden Einführung eines solchen Systems ist ein Überdenken der bisherigen Strukturen unerläßlich und notwendig, da nahezu alle Bereiche des Krankenhauses davon betroffen sein werden.

Modellprojekt Universitätsklinik Mainz zur Verbesserung der Arbeitssituation im Pflegedienst

Inhaltsübersicht:
1. Erfahrungsberich der Modellstationen aus Sicht der beteiligten Mitarbeiter
2. Stellungnahme der Stationsleitung der Modellstation der Klinik und Poliklinik für Geburtshilfe und Frauenkrankheiten
3. Modellstation – aus der Sicht der Pflegenden
4. Bewertung des Projekts „Modellstation" aus ärztlicher Sicht
5. Stellungnahme der beteiligten Pflegedienstleitungen und der Leitenden Pflegekraft

Erfahrungsbericht der Modellstationen – aus Sicht der beteiligten Mitarbeiter

Von Marion Pfeiffer-Schramm

1. Ausgangssituation

Die Situation im Pflegedienst war zu Beginn des Modellprojekts durch einen *hohen Personalmangel* im Pflegebereich gekennzeichnet. Die Ursachen lagen begründet in:
- ungünstigen Arbeitsbedingungen
- geringer finanzieller Ausstattung
- Überlastung durch pflegefremde Tätigkeiten
- fehlender Anerkennung der Pflegeprofessionalität und mangelhaften Berufsperspektiven.

Die Arbeitsgruppen der *Landespflegekonferenz Rheinland-Pfalz* erarbeiteten ein Konzept mit Empfehlungen zur Verbesserung der beschriebenen Situation. Dieses Konzept wurde seit Mitte des Jahres

1992 in der Mainzer Universitätsklinik auf zwei Stationen schrittweise umgesetzt und hat die unter Punkt 2 aufgeführten Zielsetzungen.

2. Zielsetzungen des Modellprojekts

Die Ziele unterscheiden sich nach der Vorstellung der zeitlichen Umsetzbarkeit, d. h. es handelt sich um kurz-, mittel- und langfristige Ziele:

– Personalgewinnung
– Öffentlichkeitsarbeit
– Gewinnung von zusätzlichem Personal
– Senkung der Personalfluktuation
– Sicherstellung der Pflege (qualitativ und quantitativ)
– Optimierung der Rahmenbedingungen

3. Strategie

Die vorgeschlagene Strategie zur Umsetzung der empfohlenen Maßnahmen sah folgende *konkrete Einzelschritte* vor:

• Angebot eines modifizierten *Dienstzeitplanes*
• Einführung der ganzheitlichen, *prozeßhaften Pflege* und
• Verbesserung der *Rahmenbedingungen* für den Pflegedienst

4. Umsetzung der Maßnahmen

Projektverlauf und flankierende Maßnahmen

Phase 1: Beginn

Der *Projektstart* Mitte des Jahres 1992 erfolgte relativ spontan und nach bestem Wissen der Beteiligten. Die betroffenen Modellstationen fühlten sich nicht ausreichend informiert über die Hintergründe und konkreten Zielsetzungen des Projekts und bemühten sich dennoch, das Modell einzuführen. Dabei wurden vorbereitende Planungen und

Strategien der Organisationsentwicklung und -gestaltung durch die Mitarbeiter nicht bewußt ins Kalkül gezogen. Die geplante *sozialwissenschaftliche Prozeßevaluation* durch die Unternehmensberatung *Prognos* erweckte indirekt bei den Pflegedienstmitarbeitern die Erwartungshaltung der Modellberatung und -begleitung.

Nach relativ schleppendem Beginn und einer Phase der Unsicherheit der Mitarbeiter wurde durch die Leitende Pflegekraft im Klinikvorstand, Frau Henrich, eine *Umsetzungsberatung und -begleitung* durch die Organisationspsychologin, Frau Pfeiffer-Schramm, in Gang gesetzt.

Phase 2: Einführung

Interdisziplinärer klinikübergreifender Projektausschuß

Die offizielle Einführung des Modellprojekts erfolgte zunächst durch Gründung eines *Projektausschusses,* dem die kooperierenden Funktionen der Modellstationen innerhalb des Klinikums angehören. Im Ausschuß sind die Direktoren der beiden Kliniken, die Stationsärzte, die Leitende Pflegekraft, die Pflegedienst- und Stationsleitungen, die Projektbegleiter/innen, Funktionsdienste (diagnostische Radiologie, Zentrallabor, Krankengymnastik), sowie Verwaltung, Sozialdienst und Personalrat vertreten. Diese Projektgruppe tagt alle vier bis sechs Wochen, hat über den gesamten Modellprozeß Bestand und kontrolliert die Umsetzung von Maßnahmen über ein Tagungsprotokoll.

Die Arbeit des Projektausschusses wurde für die Umsetzung des Modells als besonders hilfreich angesehen.

Erste Workshops

Da es ein generelles *Informationsdefizit* bezüglich des Modells nicht nur auf den Stationen, sondern auch bei den tangierten Kooperationspartnern aller Funktionen gab, wurde im Oktober 1992 ein erster zweitägiger *gemeinsamer Workshop* für alle von der Umsetzung betroffenen Funktionen, zusammen mit den Leitenden Pflegekräften der Stationen und ihren Projektbegleiter/innen, durchgeführt.

Innerhalb dieses Workshops wurde deutlich, daß die Hintergründe und Ziele des Modells nicht bekannt waren. Ebenso wichtig war es, die Zusammenhänge mit Wirtschaftlichkeitskriterien Aufwandsminderung und Qualitätssicherung der Pflege zu erkennen und auf die aktuelle und zukünftige Situation der gesamten Klinik im Gesundheitswesen zu übertragen.

Ein weiterer Schritt innerhalb dieser Veranstaltung war der Teil, in dem verbindliche *Vereinbarungen* mit den Funktionen (z. B. Stationsärzte, Op-Dienste, Röntgen, Transportdienste, Zentrallabor usw.) getroffen wurden, die für die Pflegedienste bei ihrer internen Organisationsänderung eine große Unterstützung waren.

Diese Vereinbarungen mußten auf beiden Stationen teilweise wieder aktualisiert werden, da es zu wiederholtem, in der Universitätsklinik turnusmäßig üblichen Ärzteteamwechsel kam.

Dieser Workshop wurde als äußerst wichtig von allen Betroffenen bezeichnet, da er die schon längst notwendigen Informationen vermittelte und damit eine Basis für konstruktive *Zusammenarbeit* und Veränderungsbereitschaft schuf.

In zwei weiteren zweitägigen *stationsbezogenen Informations-Workshops* im November 1992 wurden alle Pflegekräfte des Tag- und Nachtdienstes, Stationssekretärinnen, und Versorgungsassistentinnen über Ziele, Inhalte und Hintergründe des Projekts informiert. Diese Veranstaltungen waren jeweils mit Mitarbeitern beider Stationen besetzt, so daß eine rege Diskussion über den Sinn des Modells und seine Umsetzbarkeit in Gang kam. Zum Abschluß erarbeiteten die Gruppen für ihre Stationen die weitere Vorgehensweise mit *konkreten Maßnahmen*.

Die Teilnehmer bewerteten diese Workshops als unbedingt notwendig, sehr informativ und für die weitere Arbeit stark *motivierend*.

Phase 3: Implementierung

Kontroll-Sitzungen

Mit den leitenden Pflegekräften, Stationsleitungen und Vertreterinnen sowie mit den Projektbegleiterinnen wurden nach Bedarf zwischen den Workshops zur weiteren Projektentwicklung und -steuerung die Ergebnisse verarbeitet und auf die Zielsetzung hin verglichen. Diese *Kontrollsitzungen* (Ist-Soll-Vergleich des Modells) waren sehr zeitintensiv und erfolgten als Rückmeldung an die Stationen.

Teamentwicklung
Die Durchführung von Veränderungsmaßnahmen auf den Stationen bedarf einer soliden Basis, einer belastbaren Beziehung innerhalb des Pflegeteams.

Zu Anfang des Jahres 1993 wurden beide Modellstationen durch krankheitsbedingte Personalengpässe, Ärzteteamwechsel, Stationsleitungswechsel und modellbedingte Anforderungen stark beeinflußt. Gleichzeitig wurden den Arbeitsablauf enorm störende Baumaßnahmen durchgeführt.

Während dieser Zeit (Februar/März 1993) fanden *Teamsupervisionen* statt, die die gemeinsame Kooperation fördern und persönliche Belastungen minimieren sollten. Unter den genannten Bedingungen waren die Teams erheblichen *Belastungen* ausgesetzt.

Personalentwicklung
Die patientenorientierte Pflege mit der Einführung der Bereichspflege – orientiert am Pflegeprozeßmodell – stellt an die Pflegenden veränderte *Anforderungen:*

Die ganzheitliche Pflegemethode mit entsprechender schriftlicher Planung und Dokumentation mußte von jedem Mitarbeiter in *Fortbildungsseminaren* erlernt und unter Anleitung der Projektbegleiterin angewendet werden.

Durch die kontinuierliche Zuständigkeit für mehrere Patienten wurde jede Krankenschwester zum Ansprechpartner ihres Bereiches, auch für die ärztliche Visite. Diese selbständige und eigenverantwortliche Pflege erfordert eine bestimmte Qualifikation. Zur Unterstützung fanden *stationsinterne Schulungen*, fachliche Begleitung durch qualifizierte Pflegekräfte und ärztliche Fortbildung auf der Station statt.

In der *Zentralen Fortbildung* der Pflege wurden innerhalb des Jahres 1993 und wurden auch für das Jahr 1994 Seminare zur Entwicklung der persönlichen, methodischen und sozialen Kompetenz angeboten. Diese Seminare wurden als Unterstützung für die Umsetzung des Modells angeboten, konnten jedoch während Personalausfallzeiten nur bedingt in Anspruch genommen werden. Dabei handelt es sich um Themen wie:

- Arbeitsablauforganisation
- Pflegeprozeßmodell
- Streßmanagement
- Teamarbeit
- Selbstverantwortung/Selbstbehauptung und Gesprächsführung.

Aufgrund der starken persönlichen Belastung durch die Nähe zum Patienten wurden *persönliche Beratungen* von Mitarbeitern notwendig. Persönlicher Begleitung und Beratung bedurften streckenweise auch die Projektbegleiterinnen im Umgang mit ihrer individuellen, selbst zu definierenden und zu gestaltenden Rolle. Die modifizierten Organisationsstrukturen der Stationen ergaben auch eine Veränderung für die Führungsrolle und Aufgabengestaltung der Stationsleitungen. Auch hier gab es Beratungsbedarf.

5. Stand der Umsetzungen

Der derzeitige Stand der Umsetzung der oben genannten *Ziele* und *konkreten Erwartungen* des Modells kann in bestimmten Bereichen für beide Modellstationen gemeinsam beschrieben werden. Auf Grund der unterschiedlichen Aufgabenstellungen und Rahmenbedingungen müssen einige Ergebnisse jedoch auch getrennt voneinander betrachtet werden.

Es handelt sich um eine konservativ/onkologische Station der Frauenklinik mit 20 Betten, die seit Ende 1992 auch operativ/onkologische Patientinnen mit schwersten Krankheitsbildern versorgt. Die zweite Modellstation ist eine kardiologische Station der II. Medizinischen Klinik mit 31 Betten.

In einer Arbeitssitzung am 9. Februar 1994 wurden gemeinsam mit den Pflegeteams ein Abgleich der momentanen Umsetzung (Ist) mit den genannten Zielen (Soll) vorgenommen. Dabei kamen folgende Einschätzungen zur Sprache:

Personalgewinnung

Mit Hilfe des Modells konnten auf beiden Stationen keine signifikanten Neubewerbungen nachgewiesen werden. In der vergangenen Zeit konnte nur zu Beginn des Modells eine Aufstockung des Personalbestands auf der inneren Station erreicht werden. Gezielt auf die

Modellausschreibung hin beworben haben sich zwei Mitarbeiter, die die Kernarbeitszeit attraktiv fanden. Trotz mehrfacher Stellenausschreibungen in Fachzeitungen und der regionalen Presse fanden sich für die Frauenklinik keine Bewerbungen.

Öffentlichkeitsarbeit
Die Öffentlichkeitsarbeit für beide Stationen und ihre Modellteilnahme wurde gezielt in den Medien dargestellt:

– durch Stellenanzeigen mit Modellbeschreibung
– in der regionalen Presse durch Interviews mit Beteiligten
– als Kurzfilm im Vorabendprogramm des SWF mit Bericht über pflegeentlastende Dienste, Dienstzeitmodell, Bereichspflege
– am „Tag der Offenen Tür" des Klinikums mit Präsentation der Modellstationen
– in Form interner Berichte über den Modellverlauf in der Klinikzeitschrift
– in bereichsübergreifenden „Info-Workshops" mit den kooperierenden Funktionen
– in den Patienten-Informationsbroschüren, die von beiden Stationen erarbeitet wurden.

Gewinnung von zusätzlichem Personal
In der Frauenklinik konnte eine ehemalige Schülerin nach dem Examen gewonnen werden.
Es gab eine Reihe von *Anfragen* bezüglich der Kernarbeitszeit von Mitarbeitern der Kliniken, sowie von außerhalb. Das Interesse galt der 5-Tage-Woche (Montag–Freitag) ohne Wochenend- und Nachtdienst. Es erfolgte nur in einem Fall die *Reaktivierung* einer Mitarbeiterin, die die Kernarbeitszeit mit der Versorgung ihrer Familie verbindet.

Senkung der Personalfluktuation
Eine modellbedingte Personalfluktuation hat es auf der Sation der II. Med. Klinik nicht gegeben. Die Personalfluktuation in der Frauenklinik war relativ hoch. Die Gründe für das Ausscheiden der Mit-

arbeiterinnen liegen sowohl in Schwangerschaften und Mutterschutz, als auch in den durch die mit dem Modellprojekt verbundenen Belastungen.

Qualitative und quantitative Sicherstellung der Pflege

Eine *Qualitätssicherung* erfolgt durch die Einführung der ganzheitlichen, patientenorientierten Pflege (nach *Nancy Roper*), die mittels individueller Planung und Dokumentation transparenter und effektiver wird. Eine Überprüfung der geplanten und durchgeführten Pflegemaßnahmen erfolgt außerdem bei der Übergabebesprechung.

Es ist effektiv *mehr Zeit* für die tatsächlichen Pflegeaufgaben am Patienten vorhanden, da die Mitarbeiter von pflegefremden Tätigkeiten entlastet werden.

Dies zeigt sich auch darin, daß wieder mehr Gespräche mit dem Patienten geführt werden können. Gerade auf der onkologischen Station wird diese Möglichkeit von Mitarbeitern, Patienten und Ärzten gleichermaßen begrüßt.

Optimierung der Rahmenbedingungen

Sachliche Voraussetzungen

Auf beiden Stationen wurden neue sachliche Voraussetzungen geschaffen. Es wurden Arbeitserleichterungen durch neue Apothekenschränke, höhenverstellbare Betten, Verbandswagen und Visitenwagen erzielt.

Personelle Ausstattung

Auf die personelle Ausstattung des Pflegedienstes soll hier nicht detailliert eingegangen werden.

Durch Einstellung der pflegeentlastenden Dienste ergaben sich für die Stationen eine personelle Aufstockung:

II. Medizinische Klinik
    1 Stationssekretärin (Vollzeit)
    1 Projektbegleiterin (Vollzeit))
    1 Mitarbeiter für den Hol- und Bringedienst (Vollzeit))
    1 Mitarbeiter für Bettenaufbereitung (Vollzeit))
    30 Stunden für Bettentransport

Frauenklinik
1,25 Stationssekretärin
1 Versorgungsassisstentin (VZ)
1 Projektbegleiterin (bis Oktober 93)
(zentraler Hol-/Bringe-/Bettendienst)

Information
Der stationsinterne und externe Informationsfluß wurde durch folgende Bedingungen verbessert und gesichert:
- EDV-Anschluß an das Zentrallabor
- Fax-Anschluß an das Notlabor und die Apotheke
- klinikinterne „Piepser" für Stationsarzt
- lnformationsbuch über aktuelle Änderungen auf Station
- monatliche bzw. bedarfsorientierte Stationsbesprechungen mit Protokoll inhaltlich auf Organisation und Modell bezogen
- Sitzungen mit kliniksinternem Projektausschuß

Organisation
Die organisatorischen Veränderungen auf den beiden Modellstationen vollzogen sich über folgende Maßnahmen:

- Arbeitsablaufanalyse durch die Projektbegleiterin
- Patientenorientierte Arbeitsablauforganisation
- Einführung der Bereichspflege
- Angebot der Kernarbeitszeit als Dienstzeitmodell
- Koordination der Organisation externer Funktionen (z. B. Visitenzeiten/Termine mit Radiologischer Diagnostik) mit individueller Pflegeplanung.

Die *Arbeitsablaufanalysen,* zu Anfang von den Projektbegleiterinnen durchgeführt, stießen zunächst aus Unkenntnis über ihre praktische Bedeutung auf Skepsis bei den Mitarbeitern. Sie veranschaulichten jedoch Arbeitsspitzen im Tagesverlauf.

Durch *patientenorientierte Ablauforganisation* und *Bereichspflege* ist eine Pflege möglich, die sich den individuellen Bedürfnissen des Patienten und seinem Tagesrhythmus anzupassen versucht. Es kommt zu einer Verteilung der Pflegeaufgaben über den Tag und zu mehr Ruhephasen in der Nacht für den Patienten.

Die *Kernarbeitszeit* ist in der Frauenklinik nur als Angebot vorhanden. In der Medizinischen Klinik wird sie als notwendig für die Entzerrung des Tagesablaufs verstanden, da mehr Mitarbeiter für die in dieser Zeit anfallenden Aufgaben zur Verfügung stehen.

Die *Koordination* bzw. Abstimmung der stationsunterstützenden Funktionen mit der Pflege stellte eine wichtige Voraussetzung für die patientenorientierte Pflege mit individueller Pflegeplanung dar. Dabei wurden Planungsmängel der anderen Funktionen, die auf unterschiedliche Arbeitsablauforganisationen zurückzuführen waren, offenkundig.

6. Konkrete Erwartungen

Neben den oben genannten allgemeinen Zielsetzungen wurden als weitere positive Effekte erwartet:

Planbarkeit der Pflege
Sie ist dann gewährleistet, wenn
– mehr als die Mindestbesetzung des Personals vorhanden ist,
– die entsprechende Qualifikation der Mitarbeiter vorliegt, (z. B. Fortbildung im Pflegeprozeß nach *Nancy Roper*)
– es ein einfach anzuwendendes Dokumentationssystem gibt,
– die Kooperationsbereitschaft anderer Funktionen da ist,
– die Koordination im Pflegeteam stimmt.

Mehr Zeit für die originäre Pflege
Sie ist dann vorhanden wenn
– pflegentlastende Dienste vorhanden sind,
– Pflegeplanung durchgeführt wird,
– externe Störungen reduziert werden,
– Arbeitsablaufanalysen durchgeführt werden,
– Routinetätigkeiten auf ihre Notwendigkeit überprüft werden.

Höhere Arbeitszufriedenheit
Sie wird erzielt durch
– mehr Zeit für den Patienten und für Gespräche,

– Selbstgestaltung des Arbeitsablaufs,
– Überschaubarkeit des Tätigkeitsfeldes,
– eigene Erfolgskontrolle,
– eigene Qualitätssicherung,
– mehr Selbstbewußtsein und Sicherheit durch mehr Information über den Patienten.

Bisher war hauptsächlich die Stationsleitung alleiniger Ansprechpartner für den Stationsarzt. Dieser Rolle kann der Pflegemitarbeiter nur dann gewachsen sein, wenn er fachlich und persönlich kompetent mit den neuen Anforderungen umgeht.

Weniger Hektik und Streß
Dies ist möglich, wenn
– die Kernarbeitszeit mit höherer Personalbesetzung eingeführt wird,
– selbständige Mitarbeiter vorhanden sind, die ihre Arbeit selbst planen und organisieren können,
– pflegeentlastende Dienste von administrativen Arbeiten und anderen nicht pflegerischen Tätigkeiten befreien,
– monotone Funktionstätigkeiten wegfallen und durch ganzheitliche Arbeitsvollzüge ersetzt werden.

Auch hierbei muß von entsprechend qualifizierten, motivierten Mitarbeitern ausgegangen werden, die in der Lage sind, selbst pflegeintensive und belastende Patienten verantwortungsvoll zu versorgen.

Mehr Patientenzufriedenheit
Sie ist dann vorhanden, wenn
– die Bereichspflege möglich ist und damit eine Bezugsperson da ist,
– auf die individuellen Bedürfnisse weitgehend eingegangen wird,
– die Beziehung zwischen Patient und Pflegendem stimmt.

Veränderte Einstellung
Erste Ansätze zu Einstellungsänderungen sind gegenüber der *Rolle der Pflege* zu bemerken. Die Mitarbeiter beginnen durch kritischere Sicht ihrer Arbeit, ganzheitlichem Pflegeverständnis und Anwendung qualitätssichernder Methoden mehr Selbstbewußtsein zu entwickeln.

Der Patient wird mehr in der Entwicklung seiner Unabhängigkeit gesehen und erfährt *„Hilfe zur Selbsthilfe"*, er übernimmt dabei eher eine aktive Rolle.

7. Schlußfolgerungen

Die Mitarbeiter ziehen heute für sich folgende Schlüsse aus der persönlichen Erfahrung mit der Durchführung dieses Modells:

1. Es sollten bei der Auswahl für das Modell nur Stationen in Betracht gezogen werden, deren Team Veränderungs- und Belastungsbereitschaft mitbringt.
2. Frühzeitige Beteiligung der Mitarbeiter an der Entscheidung für die Modellteilnahme.
3. Frühzeitige Information aller vom Modell Betroffenen über konkrete Ziele und Inhalte.
4. Mitarbeiter müssen sich mit den Zielen identifizieren und motiviert sein.
5. Eine Vorlaufzeit vor Modellbeginn kann Zeit für mehr Information und Transparenz für alle Beteiligten und damit für mehr Akzeptanz schaffen.
6. Bauliche Maßnahmen sollten vor dem offiziellen Beginn abgeschlossen sein.
7. Veränderungen und Durchführung von Maßnahmen müssen in kleinen Schritten vollzogen werden.
8. Die ständige Unterstützung der Pflegedienstleitung der betreffenden Klinik ist unerläßlich.
9. Die Ärztliche Leitung der Klinik muß Veränderungen für die Pflege unterstützen, zulassen und ihre Mitarbeiter motivieren.
10. Während der Modelldurchführung sollte auf personelle Kontinuität geachtet werden (möglichst kein Wechsel in der Stationsleitung und bei Stationsärzteteams).
11. Umsetzungsbegleitung durch externe Beratung in Organisationsentwicklung über den gesamten Modellverlauf ist notwendig.
12. Zur Vermeidung und Aufarbeitung kooperationsbezogener Konflikte mit anderen Berufsgruppen sollten von Anfang an Workshops durchgeführt werden.

13. In den Workshops sollen verbindliche Vereinbarungen zwischen den Partnern ausgehandelt werden.
14. Zur Einführung der Pflegeplanung und -dokumentation muß ein Projektbegleiter zur Verfügung stehen, der die Mitarbeiter betreut und bei der Umsetzung Rat und Hilfestellungen gibt.
15. Hierarchische Strukturen erschweren den Veränderungsprozeß
16. Der Auftrag einer Universitätsklinik (Forschung und Lehre) kann mit dem Anspruch nach ganzheitlicher Pflege schwer zu vereinbaren sein.
17. Mitarbeiter arbeiten gerne in der Pflege, wenn sie qualifiziert sind.
18. Überforderung der Mitarbeiter muß frühzeitig erkannt werden.
19. Eine kompetente Begleitung vor Ort wäre wünschenswert.
20. Durch Teamsupervision und Bearbeitung arbeitsplatzbezogener Konflike durch einen externen Psychologen kann die Modellumsetzung erleichtert werden.
21. Regelmäßige Besprechungen der Stationsteams sind notwendig.
22. Die Stationsleitung muß den reibungslosen Ablauf, den Informationsfluß für alle und die Koordination kontrollieren und sicherstellen.

Stellungnahme der Stationsleitung der Modellstation der Klinik und Poliklinik für Geburtshilfe und Frauenkrankheiten

Von Angela Eich

Das Modellprojekt umfaßt bei uns den Zeitraum von Juli 1992 bis Ende Juni 1994. Folgende Ziele sollen erreicht werden:

1. Kurzfristige Ziele: Personalgewinnung
   Öffentlichkeitsarbeit
2. Mittelfristige Ziele: Gewinnung von zusätzlichem Personal
   Der Versuch durch Steigerung der Attraktivität des Pflegeberufes wieder vermehrt Krankenpflegeschüler/innen zu gewinnen
   Reaktivierung ehemaliger Mitarbeiter des Pflegedienstes
   Senkung der Personalfluktuation
3. Langfristige Ziele: Sicherstellung einer professionellen Pflege mit hohem qualitativem und quantitativem Anspruch
   Optimierung der Rahmenbedingungen

Um die Konzeptionierung dieses Projektes, insbesondere mit der speziellen Zielsetzung sicherzustellen, müssen eine ganze Reihe von Voraussetzungen gegeben sein.
Diese unterteilen sich in
   personelle
   sachliche und
   organisatorische Voraussetzungen.

Ich möchte Ihnen nun eine Übersicht über unsere Station geben: Es handelt sich um eine gynäkologische Station mit 20 Betten. Der prozentuale Anteil der onkologischen Patientinnen beträgt 90 – 95 Prozent.
Die Patientinnen befinden sich aus folgenden Gründen auf unserer Station:

1. Diagnostik
2. Chemotherapie
3. Strahlentherapie
4. Tumorchirurgie (Radikaloperationen bis zu kleinen operativen Eingriffen)
5. Interruptiones aus medizinischer/ethischer Indikation (nach Amniozentese, Ultraschall)

Der größte Teil der Patientinnen muß aufgrund ihrer malignen Erkrankungen in bestimmten Zeitabständen erneut aufgenommen werden. Dies ist aus folgenden Gründen erforderlich:
1. Intervallartige Therapieverfahren, z. B. Chemo-oder Strahlentherapie,
2. weitere diagnostische Abklärung sowie Feststellung des Therapieerfolges,
3. Verbesserung des Allgemeinzustandes,
4. Begleitung sterbender Patientinnen.

Um nun die Ziele des Modellprojektes erreichen zu können, bedarf es folgender Strategien:
1. Angebot eines modifizierten Dienstplanes, der den familiären Gegebenheiten der Mitarbeiterinnen Rechnung trägt.
2. Einführung der ganzheitlich, prozeßhaft geplanten Pflege.
3. Verbesserung der Rahmenbedingungen für den Pflegedienst.

Zu 1:
Der modifizierte Dienstzeitplan erlaubt es den Pflegekräften, unter bestimmten Dienstzeiten auswählen zu können. Hierzu gehört außer dem Frühdienst, Spätdienst und Nachtdienst auch die Kernarbeitszeit zwischen 7.00 und 16.00 Uhr.

Dies setzt allerdings voraus, daß die Dienstzeiten, die außerhalb der Kernarbeitszeit liegen, entsprechend höher honoriert werden müssen, damit auch der Bereich der sogenannten ungünstigen Dienstzeiten weiterhin mit qualifiziertem Pflegepersonal abgedeckt werden kann.

Von der theoretischen Überlegung her erschien uns dieses Dienstzeitmodell mit Kernarbeitszeit ausgesprochen günstig zu sein. Erstaunlicherweise hat sich jedoch herausgestellt, daß die meisten Mitarbeiterinnen mit der Kernarbeitszeit die größten Probleme haben.

Diese sind:
- Parkplatznot bei späterem Dienstbeginn,
- nicht ausreichende öffentliche Verkehrsmittel, insbesondere für die Mitarbeiterinnen, die, aufgrund der hohen Mietpreise in Mainz, außerhalb des Stadtbusbereiches wohnen,
- daß durch den späteren Dienstbeginn sich auch das Dienstende nach hinten verlagert und somit „der Tag weg ist",
- daß Mitarbeiterinnen die Kernarbeitszeit nicht wollen, da sie den Schichtdienst in ihr Privatleben integriert haben.

Da der größte Teil des routinemäßigen Arbeitsablaufes während der Kernarbeitszeit erfolgen soll, könnten hieraus für die Patientinnen eine ganze Reihe von positiven Folgen resultieren:
1. Die Patientin ist in der Lage, sich am festen Tagesablauf selbst zu orientieren.
2. Sie kann selbst planen, d.h. sie hat auch im Krankenhaus die Möglichkeit, weitestgehend ihr Leben selbst zu gestalten.

In der im Klinikum bestehenden Projektgruppe, in der die Verantwortlichen aller Leistungsbereiche mitarbeiten und die sich alle vier Wochen treffen, entwickeln wir Konzepte, um planbare Arbeitsabläufe zu realisieren.
Hierbei handelt es sich u.a. um:
- die Einführung fester Zeiten auf der Station für
  Visite
  EKG
  Oberarztvorstellung
  Blutentnahmen,
- die Qrganisation von laborchemischen Untersuchungen, damit sowohl die Entnahme dieser, wie auch der Rücklauf der Befunde innerhalb der Kernarbeitszeit erfolgt,
- den organisierten Patiententransport, um Wartezeiten auf Station, bzw. der Leistungsstelle drastisch zu verkürzen,
- eine Terminabsprache bei Röntgen- und CT-Leistungen, damit die Patientinnen nicht den ganzen Tag warten müssen, bis sie aufgerufen werden.

Bedauerlicherweise ist es zum jetzigen Zeitpunkt noch nicht möglich, durch die jeweiligen Leistungsstellen diagnostische und therapeutische Verfahren zeitlich so zu terminieren, daß sie für die Patientinnen und das Pflegepersonal planbar sind.

Die Pflegekräfte erhielten eine siebentägige Fortbildung in der Zentralen Fortbildung Pflege, schwerpunktmäßig unter dem Thema:

- Was ist Ganzheitlichkeit?
- Was bedeutet Pflegeprozeß?

Mit diesem theoretischen Wissen kamen sie auf die Station zurück. Die Station wird – je nach Anzahl der examinierten Pflegekräfte – in zwei bis drei Bereiche unterteilt. Die Anzahl der zu versorgenden Patientinnen richtet sich nach der Pflegeintensität. Um die Zuständigkeit der Pflegekräfte sichtbar zu machen, tragen alle Pflegekräfte ein farbliches Button und auch die entsprechenden Patientenzimmer sind farblich markiert.

Zu 2:

Die Umsetzung der ganzheitlich geplanten Pflege auf Station erfordert eine permanente qualifizierte Begleitung der Pflegekräfte im fachlichen und pädagogischen Bereich. Diese Aufgabe erfüllen Projektbegleiter, die durch die Zentrale Fortbildung Pflege entsprechend geschult und begleitet wurden.

Um die ganzheitlich, prozeßhaft geplante Pflege auf Station einzuführen, war eine Arbeitsablaufanalyse Voraussetzung. Diese ergab, daß zu bestimmten Tageszeiten fremdbestimmte Arbeitsspitzen auftraten, die sich weder an den Bedürfnissen der Patienten orientierten, noch eine geplante Krankenpflege zuließen.

Die Umstellung von Funktionspflege in Bereichspflege auf der Station war für die Pflegekräfte nicht einfach und nach der Kürze des Zeitraumes kann man natürlich nicht erwarten, daß die Bereichspflege schon in allen Punkten ganzheitlich gestaltet ist.

Für den ärztlichen Sektor ergaben sich auch nicht unerhebliche organisatorische Probleme, da es durch die Planung der Pflegeverrichtungen auch für die Ärzte notwendig geworden ist, die eigenen Tätigkeiten zeitlich zu planen. Die Möglichkeit von beispielsweise freien, flexiblen Visitenzeiten ist unter den Gegebenheiten des Modellprojekts nicht möglich.

Auf den Patienten wirkt sich die Bereichspflege vorteilhaft aus. Sie bedeutet für ihn ein hohes Maß an Sicherheit, Pflegequalität und Vertrauen. Dies ergibt sich daraus, daß der Patient im Regelfall immer wieder die gleiche pflegerische Bezugsperson erhält, die genaue Kenntnis bezüglich der Erkrankung, der Gesamtsituation und insbesondere auch des psychischen Zustandes hat.

Eine gleichbleibende, kontinuierliche und letztendlich professionelle Pflege ist nur unter diesen Bedingungen möglich. Von allen Mitarbeitern erfordert dies ein hohes Maß an fachlicher wie auch psychosozialer Kompetenz.

Ein zusätzliches wichtiges Instrument hierbei ist die Pflegedokumentation. Dazu gehören die Pflegeanamnese, die Pflegeplanung und der Pflegebericht. Schon durch die Erhebung der Pflegeanamnese spürt der Patient, daß die Pflegekraft Zeit für ihn hat; er spürt ein persönliches Interesse an seiner Person - die Zuwendung -, fühlt sich in seinen Belangen ernstgenommen – er fühlt sich angenommen.

Bei der Versorgung onkologischer Patienten muß natürlich auch die psychische Belastung des Pflegepersonals berücksichtigt werden. Es ist daher notwendig, den Pflegekräften bei Bedarf Patienten mit anderen Erkrankungen zur Versorgung zuzuteilen.

Als Präventivmaßnahmen eignen sich hierzu zusätzliche Angebote wie z. B. gruppenbezogene Supervisionen, da gerade auf diesen Stationen die Personalfluktuation erfahrungsgemäß sehr hoch ist. Sicher resultiert dies auch daraus, daß diese begleitenden Maßnahmen bzw. Qualifikationen in der Regel nicht angeboten werden.

Zu 3:
Zu einer weiteren Verbesserung der Rahmenbedingungen kommt es auch durch den Einsatz von pflegeentlastenden Diensten, z. B.
– Pflegesekretärinnen, um den ständig wachsenden administrativen Anteil der Krankenpflege bewältigen zu können;
– Versorgungsassistentinnen;
– Hol- und Bringedienste;
– Bettendesinfektion und Bettenaufbereitung.

Ein fach- und funktionsgerechter Einsatz pflegeentlastender Dienste hat zum Ziel, den Pflegekräften mehr Zeit für ihre eigentlichen

Aufgaben zur Verfügung zu stellen. Das heißt, die freien Valenzen sollen den Patientinnen zugute kommen, z. B.:

– für die Möglichkeit, sich mit der Patientin während der Chemotherapie intensiver zu beschäftigen, was nachweislich zu einer Verringerung der hyperemetischen Anfälle führt.
– Es wäre Zeit gegeben, die Patientin zu Diagnostik und Therapieverfahren zu begleiten, die für sie außerordentlich belastend sind. Ich denke in diesem Zusammenhang u.a.. an Bestrahlungen oder große Operationen.
– Ein anderer wichtiger Aspekt wäre für mich die intensivere Begleitung Sterbender:
Wir hätten mehr Zeit für Gespräche mit Angehörigen,
wir hätten ebenfalls mehr Zeit für die sogenannten kleinen Bedürfnisse des täglichen Lebens.
Häufig werden gerade diese Kleinigkeiten hoffnungslos unterschätzt.

Die Zeitersparnis, verursacht durch die pflegeentlastenden Dienste, wirkt sich zur Zeit bei uns noch nicht aus, da neue Projekte, wie die Pflegeplanung, die Pflegepersonalregelung u.a. dazugekommen sind, die sich noch in der Entwicklungsphase befinden und noch viel Zeit in Anspruch nehmen.

Zu einer weiteren Verbesserung der Rahmenbedingungen gehören natürlich auch bestimmte sachliche Voraussetzungen. Gerade auch diese führen im Rahmen der Arbeitsplatzgestaltung zu einer Verbesserung der Arbeitsbedingungen, die wiederum die Zufriedenheit im Beruf erhöht.

Bedauerlicherweise war es in den letzten Jahrzehnten eher so, daß große Summen an Geldern in andere, zweifelsohne auch wichtige Projekte gesteckt wurden, der Pflegebereich bezüglich der sachlichen Voraussetzungen jedoch völlig unterdimensioniert war.

Erforderlich sind in der heutigen Zeit:
– höhenverstellbare Krankenhausbetten, die unter anderem auch zu einer Reduzierung von Berufserkrankungen führen – ich denke hierbei z.B. an Wirbelsäulenschäden.
– Apothekenschränke, die eine wirtschaftliche Medikamentenbevorratung ermöglichen.

- Zusätzliche Visitenwagen, gerade bei der Umstellung auf Bereichspflege, natürlich angepaßt an das vorhandene Dokumentationssystem.
- Patienten- und pflegefreundliche Sanitäreinrichtungen.
- Die Einrichtung eines gesonderten Arbeitsplatzes für die Pflegesekretärin.
- Von Vorteil ist weiterhin ein EDV-gestütztes Patienteninformationssystem mit entsprechender PC-Vernetzung. Hierbei wird, sowohl auf den Stationen, wie auch in den Funktionsbereichen, die Arbeit beispielsweise für die Patientinneneinbestellungen oder die Übertragbarkeit von Laborwerten wesentlich erleichtert.
Diese Maßnahmen konnten im Verlauf des Modellprojektes realisiert werden.

Zusätzlich benötigen wir ein ausreichendes Angebot an Fort- und Weiterbildungen für die Pflegekräfte, wobei natürlich ein Angebot nicht ausreicht, es muß auch sichergestellt sein, daß die Pflegekräfte dafür freigestellt werden können.

Weiterhin müssen, in Abhängigkeit von der Größe einer Station bzw. von der Anzahl der eingesetzten Schüler/innen, genügend Praxisausbilder/innen zur Verfügung gestellt werden.

Abschließend möchte ich sagen, daß wir zur endgültigen Umsetzung des Modellprojekts sicher noch eine lange Zeit benötigen werden. Probleme, die sicher auftreten werden, können nur dann gelöst werden, wenn wir alle an einem Strang ziehen.

Alle an der Patientenversorgung beteiligten Berufsgruppen müssen sich daran gewöhnen, daß die Pflege professionell wird und als vollwertiger Bestandteil der Patientenversorgung angesehen werden muß.

Modellstation – aus der Sicht der Pflegenden

Von Agnes Bernardy - Krankenschwester

Das Universitätsklinikum Mainz (UKM) ist eines der Modellkrankenhäuser des Landes Rheinland-Pfalz, das die Ergebnisse der Landespflegekonferenz Rheinland-Pfalz „Verbesserte Pflege der Patienten und attraktivere Arbeitsbedingungen für die Mitarbeiter in der Krankenpflege" modellhaft erproben kann. Von den 96 Krankenstationen des Universitätsklinikums können aus Finanzierungsgründen nur eine Station der II. Medizinischen Klinik und eine Station der Frauenklinik am Projekt teilnehmen. Hier der Bericht der Mitarbeiter der Modellstation der II. Medizinischen Klinik über ihre nahezu einjährige Erfahrung.

Die Station NSK 5 ist eine kardiologische Abteilung mit 31 Betten, die im Rahmen des Modells zur Zeit über 18,5 Planstellen im Pflegedienst sowie über eine Stationssekretärin, eine Projektbegleiterin und drei Planstellen für pflegeentlastende Dienste verfügt.

Zunächst standen die Mitarbeiter dem Modellvorhaben sehr skeptisch gegenüber. Auf Initiative von Frau Henrich, der Leitenden Pflegekraft im Klinikvorstand, fanden Schulungen in Form von Workshops für Mitarbeiter aller beteiligten Berufsgruppen mit Frau Pfeiffer-Schramm, einer Diplom-Psychologin, die sich mit Betriebs- und Organisationspsychologie befaßt, statt. Die **Workshops** wurden als große Hilfe angenommen und arbeiteten das anfängliche Informationsdefizit auf, mit dem Ergebnis, daß sich am Ende die Mitarbeiter mit der Modellstation identifizieren konnten und die Motivation zur Umsetzung des Projekts enorm gesteigert wurde.

Hohe Akzeptanz fand die Einführung der **Zimmerpflege,** die eine Selbstgestaltung des Arbeitsablaufs, Überschaubarkeit des Tätigkeitsfeldes, mehr Verantwortung für den einzelnen Mitarbeiter, ganzheitliche Pflege und persönlicheren Bezug zum Patienten, zuläßt. Allerdings kann die Zimmerpflege auch eine mögliche Überforderung einzelner Mitarbeiter sein oder auch eine Diskrepanz zwischen Zimmerpflege tags und Funktionspflege nachts erzeugen. Dies kann zu einer überhöhten Erwartungshaltung der Patienten gegenüber dem Nachtdienst führen, der dann eventuell überfordert sein kann. Die Zimmerpflege bietet auch Auszubildenden in der Krankenpflege die Möglichkeit der ganzheitlichen Pflege. Die Mitarbeiter der Station haben mehr Zeit zur Anleitung der Schüler und tragen somit zum Ziel einer Verbesserung der praktischen Ausbildung bei.

Die Einführung der **Kernarbeitszeit** wird vom Team sehr unterschiedlich beurteilt. Positiv zu bewerten ist die Entzerrung von Arbeitsspitzen durch mehr Personal, Anpassung an individuelle/familiäre Bedürfnisse, die Möglichkeit der Bildung von Fahrgemeinschaften, sowie die Rückgewinnung von Mitarbeitern nach Familienphasen. Die Kernarbeitszeit wird nicht uneingeschränkt positiv beurteilt, weil „der Tag weg ist", die Verkehrssituation ungünstig und die Parkplätze zu dieser Uhrzeit Mangelware sind. Auch eine Bevorzugung der Mitarbeiter, die ausschließlich in der Kernzeit arbeiten, gegenüber jenen, die Schichtdienst verrichten, klingt an. Zur Zeit arbeiten auf unserer Station vier Mitarbeiter ausschließlich in der Kernzeit. Alle anderen arbeiten im Wechsel der Früh-, Kern-, Spätschicht in der 5-Tage-Woche. Außerdem ist die Station mit Dauernachtwachen besetzt.

Eine starke Entlastung von pflegefremden Tätigkeiten bietet der Einsatz einer **Stationssekretärin**, die es den Mitarbeitern ermöglicht, sich mehr auf die Pflege am Patienten zu konzentrieren.

Hohe Akzeptanz findet inzwischen auch der Einsatz einer **Projektbegleiterin.** Die anfängliche Ablehnung des Pflegepersonals beruhte auf der Angst, die Projektbegleiterin könne die Funktion einer „Kontrolleurin" haben, was zu einer großen Portion Mißtrauen führte. Durch ihr großes Engagement und ihre Geduld konnte sie jedoch das Vertrauen der Pflegepersonen gewinnen. Ihre Hilfe bei der praktischen Anleitung und ihre Unterstützung bei der Modelleinführung, sowie Hilfestellung bei der Pflegeplanung und Dokumentation wird gerne in Anspruch genommen. Durch die von ihr erstellte Arbeitsablaufanalyse konnten Arbeitsabläufe umorganisiert werden und Arbeitsspitzen abgefangen werden. Unser Tagesablauf orientiert sich mehr als vorher an den Bedürfnissen der Patienten. Zum Beispiel werden die Patienten nicht vor 6.30 Uhr geweckt und die Körperpflege bei hilfsbedürftigen Patienten wird nicht mehr vom Nachtdienst, sondern vom Früh- bzw. Kerndienst übernommen. Inzwischen ist die Projektbegleiterin eines der wichtigsten Bindeglieder im Modell zwischen Pflege und anderen Projektbeteiligten.

Die Kooperation mit anderen Berufsgruppen bzw. Leistungsstellen funktioniert inzwischen besser als in der Anfangsphase des Modells. Dies war ebenfalls auf ein lnformationsdefizit der entsprechenden Stellen zurückzuführen. Auch hier konnte dieses Defizit im Rahmen eines gemeinsamen Workshops mit allen Beteiligten aufgearbeitet werden.

Die **Stationsärzte** haben im allgemeinen eine positive Einstellung zum Modell. Getroffene Vereinbarungen, wie z. B. feste Visitenzeiten, werden eingehalten.

Positiv ist die gute Zusammenarbeit mit der **Schule für Krankengymnastik**. Da unsere Stellen für Krankengymnastik z. Zt. nicht besetzt sind, sind wir auf die Mitarbeit der KG-Schüler angewiesen, die eine positive Einstellung zum Modell mitbringen. Die Schüler dokumentieren ihre Behandlung am Patienten auch in unserer Pflegedokumentation, so daß die betreuende Pflegeperson jederzeit über den aktuellen Mobilisationsgrad ihres Patienten informiert ist.

Die Zusammenarbeit mit dem **Zentrallabor** gestaltet sich durch die kontinuierliche Unterstützung im EDV-Bereich sehr positiv. Die Laborwerte sind über PC direkt von der Station abrufbar. Befunde aus dem Notlabor können direkt über ein Fax-Gerät in Empfang genommen werden.

Im **Patiententransportdienst** sind nach wie vor lange Wartezeiten zu beklagen, die den Stationsablauf blockieren.

Negative Auswirkungen auf den Stationsablauf haben auch die Verzögerungen der **Umbaumaßnahmen** unserer Arbeitsräume. Ein dadurch entstandenes „räumliches Chaos" und lange Wege auf der Station machen die Mitarbeiter unzufrieden.

Regelmäßige **Teambesprechungen** (ein- bis zweimal monatlich) mit allen Mitarbeitern sind zum festen Bestandteil im Stationsalltag geworden. Ein kontinuierlicher Erfahrungs- und Informationsaustausch ist gewährleistet, eine Verbesserung der Kommunikation zwischen Tag- und Nachtdienst wird angestrebt.

Modellstation zu sein, hat für das Team viele Erfahrungen und Veränderungen– positive wie negative – mit sich gebracht. Das Gelingen der Umsetzung des Modells bedeutet für jeden einzelnen viel Engagement, Flexibilität, Disziplin, Teamgeist und Arbeit!

Bewertung des Projekts „Modellstation" aus ärztlicher Sicht

Von Michael Drexler

In meiner Eigenschaft als Stationsarzt der Station NSK 5 seit April 1993 möchte ich im folgenden zu den „Auswirkungen" des Modellprojekts auf den ärztlichen Bereich Stellung nehmen. Der Ablauf der Stationsarbeit im allgemeinen, die pflegerischen Tätigkeiten und die Interaktion zwischen Pflegepersonal und Ärzten im besonderen wurden von mir bereits in einem ausführlichen Gespräch mit dem Institut „Prognos" erörtert und sollen hier nicht erneut angesprochen werden.

Zunächst einige Fakten:
Die Station gilt als allgemein-intern ausgerichtete Einheit innerhalb der 2. Medizinischen Klinik, wenngleich mit kardiologischem Schwerpunkt. Für 31 Patienten stehen drei Ärzte zur Verfügung. Während meines gesamten Beobachtungszeitraums setzten sich diese aus zwei vollapprobierten Ärzten mit einer klinischen Erfahrung von mehr als drei Jahren und einem AIPler (Arzt im Praktikum, teilapprobiert, klinische Erfahrung weniger als 18 Monate) zusammen. Es handelt sich nach meiner Kenntnis um die größte interne Station des Klinikums, die zum einen durch eine Vielzahl von Patienten mit komplizierten Krankheitsbildern, zum anderen durch eine hohe Patienten-Fluktuationsrate (infolge des Patientenanteils, der zur Herzkatheterdiagnostik mit nur kurzzeitigem stationären Aufenthalt kommt) gekennzeichnet ist. Die hohen Belegungszahlen des vergangenen Jahres machen deutlich, daß die Stationsarbeit kontinuierlich wäh-

rend des gesamten Jahres durch eine hohe Arbeitsbelastung in qualitativer und quantitativer Hinsicht aus den oben genannten Gründen geprägt war. Dies gilt in gleichem Maße für das pflegerische wie ärztliche Personal.

Mit der „Rekrutierung" der Station NSK 5 als Modellstation wurden auch für den ärztlichen Bereich bestimmte Vorgaben geschaffen, die es einzuhalten galt: Blutabnahmen, Patientenvisite und Patientenaufnahme, um die wesentlichen Punkte zu nennen, waren fortan an bestimmte Zeiträume gebunden. So sehr ich aus ärztlicher Sicht die Vorteile und die Propagierung seitens des Pflegepersonals dieses an sich wünschenswerten Vorgehens verstehe, wurde bei der Grundsatzentscheidung und Planung des Modellprojekts der betroffene ärztliche Bereich – sprich: die tätigen Stationsärzte – aus meiner Sicht unzureichend miteinbezogen – ich denke, in Unkenntnis der auch auf die involvierten Ärzte zukommenden Belastung. Hinsichtlich Motivation und Engagement war dieses Vorgehen eher kontraproduktiv. Dies erklärt sicherlich einige anfängliche Schwierigkeiten im gegenseitigen Umgang zwischen Pflegepersonal und Ärzten.

Die zweite Frage, die sich aufdrängt, lautet: Ist das Modell überhaupt für eine Universitätsklinik bzw. eine Station mit der oben geschilderten Belastung geeignet? Das Verhältnis von Größe und Arbeitsumfang der Station und ärztlichem Stellenplan erfordert neben hohem Engagement der Mitarbeiter straffe Organisation des Tagesablaufs zum einen, aber auch ein hohes Maß an Improvisation zur Bewältigung vieler tagtäglich auftretender „Unwägbarkeiten" – Notfälle, Versorgung von Patienten durch intravenöse Ernährungskatheter, diagnostische oder therapeutisch notwendig gewordene Punktionen verschiedenster Art und nicht zuletzt ein zermürbender Anteil an immer umfangreicher werdender Verwaltungsarbeit, um nur einige zu nennen. Diese ärztlichen Tätigkeiten sind nur bei „voller Besetzung" verantwortungsvoll möglich. Die durch das Modell gemachten – insbesondere zeitlichen – Vorgaben, setzen das oben Gesagte in vollem Umfang voraus. Andernfalls ist der gewünschte Ablauf nicht möglich. Die Realität sieht jedoch anders aus:

a) Die Universitätsklinik hat eine Ausbildungsfunktion und -verpflichtung. Hierzu zählt u.a. das Erlernen von apparativen Untersuchungstechniken (Ultraschall, Endoskopie usw.). Damit unterscheidet sie sich zwar prinzipiell nicht von anderen größeren Krankenhäusern, abgesehen von Spezialmethoden, die hier zusätzlich erlernt werden sollen. Dennoch muß diese Tatsache der Vollständigkeit halber erwähnt werden. Die Gelegenheit zum Erlernen bzw. Vertiefen der genannten Methoden konnte von den in der Ausbildung stehenden Ärzten während der Tätigkeit auf der Station NSK 5 nur in unzureichendem Maße wahrgenommen werden, da diese den Einsatz aller dort tätigen Ärzte verlangte.

Ich möchte die Problematik anhand der Patientenvisite erläutern: Die Visite sollte mindestens mit zwei Ärzten (es brauchen nicht immer die gleichen zu sein) durchgeführt werden. Zum einen hat sie Ausbildungsfunktion für die jüngeren Kollegen; zum anderen ist sie aus Gründen des Informationsflusses bei der Größe der Station als eine Orientierung „vor Ort" in regelmäßigen Abständen unumgänglich. Anderenfalls müßte, neben vielen organisatorischen Pannen, auch mit medizinischen Fehlern gerechnet werden. Der dritte ärztliche Kollege deckt während der Visitenzeit viele organisatorische „Kleinigkeiten" ab, beginnt insbesondere, weil das Modell dies verlangt, mit der Aufnahme neuer Patienten. Bei einer durchschnittlichen Visitendauer von zweieinhalb Stunden einerseits, einer durchschnittlichen Anzahl von drei bis vier Neuaufnahmen pro Tag andererseits (häufig vier bis sechs Patienten), ist diese Regelung zur Einhaltung des Zeitlimits innerhalb des Modells vonnöten. Ohne Modell würde zumindest versucht, in den Morgenstunden (viele Untersuchungsverfahren müssen morgens durchgeführt werden, da die Patienten nüchtern sein müssen) zeitliche Freiräume für einen Kollegen zu schaffen, so daß dieser in einer „Funktion" tätig sein könnte. Natürlich würde dies eine Verlagerung vieler Tätigkeiten auf den Nachmittag zur Folge haben; eine solche Verlängerung des Arbeitstages war bisher eher die Regel als die Ausnahme.

Tatsächlich entstehende Freiräume werden meist durch andere Verpflichtungen, wie noch im folgenden näher erläutert, belegt. Obige Ausführungen machen deutlich, wieviel schwieriger sich der Stationsablauf gestaltet, wenn ein Kollege durch Krankheit, Urlaub oder – selten – Fortbildung ausfällt.

b) Jeder Arzt auf der Station ist in den Lehrauftrag der Universitätsklinik eingebunden, meist in Form von Studentenunterricht am

Krankenbett. Während der Vorlesungszeit (Semester) ist jeder Arzt durchschnittlich zwei Stunden pro Woche mit dieser Tätigkeit beauftragt. Die Mehrarbeit muß durch die Kollegen geleistet werden bzw. verzögert den Tagesablauf.

c) Wöchentlich wiederkehrende, auch interdisziplinäre Kolloquien, die u.a. auch kliniksspezifisch sind, stellen einen weiteren relevanten Zeitfaktor dar: Hierzu zählen Herzkatheterbesprechungen (ca. zweimal zwei Stunden pro Woche), die herzchirurgische Besprechung (ca. 1,5 Stunden pro Woche) und die tägliche Röntgenbesprechung (30 Minuten pro Tag). Zumindest die zwei letztgenannten sollten auch aus Ausbildungsgründen von allen Ärzten besucht werden; die Erfordernisse der Station machen jedoch meist nur einen Kollegen abkömmlich.

d) In nicht unbedeutendem Ausmaß kollidieren der Wunsch und die Verpflichtung der ärztlichen Mitarbeiter (schließlich erfolgt die Anstellung laut Arbeitsvertrag als „wissenschaftlicher Angestellter") zur wissenschaftlichen Betätigung mit den Erfordernissen der Modellstation. Eine adäquate Aufrechterhaltung der bisherigen wissenschaftlichen Tätigkeit ist aufgrund der oben geschilderten Arbeitsbelastung und vorhandenen Personaldecke auch bei hohem Motivationsgrad nicht möglich, was dem wissenschaftlichen Impetus der Klinik bzw. dem persönlichem Fortkommen der Mitarbeiter wenig förderlich ist.

Die Quintessenz des Gesagten ist, daß eine Station von der Größe und Beschaffenheit der NSK 5 nur unter Idealbedingungen verantwortungsvoll mit dem derzeitigen ärztlichen Stellenplan zu führen ist. Das pflegerische Modellprojekt ist aus meiner Sicht zwar sehr begrüßenswert, läßt jedoch wesentliche, zum Teil klinikimmanente Gesichtspunkte außer acht. Die Tatsache, daß das Projekt insgesamt als Erfolg anzusehen ist, ist sicher nicht in unerheblichem Maße dem persönlichen Engagement (und auch Verzicht) der ärztlichen Mitarbeiter zu verdanken. Ob die gewonnenen Erfahrungen und Ergebnisse unter „Nicht-Modell-Bedingungen" reproduzierbar wären, möchte ich zumindest zur Diskussion stellen. In jedem Falle halte ich eine Verbesserungen der Voraussetzungen, sei es durch Verkleinerung der Station oder Erhöhung des ärztlichen Personalschlüssels, für unabdingbar.

„Modellprojekt zur Verbesserung der Arbeitssituation in der Krankenpflege"

Stellungnahme der beteiligten Pflegedienstleitungen

Von I. Henrich, D. Kaiser und A. Nicknig

Das Modellprojekt zur Verbesserung der Arbeitsbedingungen in der Krankenpflege wurde nach zweijähriger Laufzeit am 30. Juni 1994 beendet. Im Klinikum der Johannes Gutenberg-Universität Mainz konnten neue Wege in der Krankenpflege über zwei Jahre erprobt werden.

Das Konzept des Klinikums beinhaltete:
- Umsetzung der geplanten ganzheitlichen Pflege, an den Bedürfnissen des Patienten orientiert, Unterstützung der Mitarbeiter im Pflegedienst durch Projektbegleiter;
- Einführung der Bereichspflege;
- patientenorientierter Tagesablauf auf den beiden Krankenstationen, u. a. mit festen Visitenzeiten;
- pflegeentlastende Dienste, z. B. Einsatz von Stationssekretärinnen und Versorgungsassistentinnen;
- neue Arbeitszeitmodelle – flexible Arbeitszeiten.

Umsetzung:
- Erarbeitung gemeinsamer Zielsetzungen aller beteiligten Berufsgruppen in Workshops.
- Im Mittelpunkt des Stationsablaufes steht der Patient mit seinen Bedürfnissen.
- Es verlangt Kooperationsbereitschaft und kritische Überprüfung des eigenen Standpunktes.

Im Verlauf des Projekts hat es erfreuliche Veränderungen auf den beiden Modellstationen gegeben.

Die zusätzlichen Investitionen für bauliche Maßnahmen und pflegerische Hilfsmittel erleichterten das Arbeiten insgesamt. Der Einsatz pflegeentlastender Dienste brachte mehr Zeit für originäre pflegerische Tätigkeiten, die ohne Unterbrechung geplant und durchgeführt werden konnten.

Die individuellen Dienstzeiten konnten durch vermehrten Personaleinsatz im Pflegedienst berücksichtigt werden.

Die eigenverantwortliche Pflege im Rahmen der Bereichspflege stellt hohe Anforderungen an jede Krankenschwester/jeden Krankenpfleger. Interne Fortbildungsmaßnahmen förderten die fachliche, soziale und persönliche Kompetenz der Mitarbeiter.

Das Projekt stieß an Grenzen, wo Funktionsabteilungen betroffen und keine Kooperation möglich war. Ebenso, wo langjährige Arbeitsabläufe und Strukturen nicht korrigiert werden konnten.

Fazit:
Die Mitarbeiter der beiden Modellstationen haben in dieser Zeit trotz vermehrter persönlicher und fachlicher Anforderungen eine sehr positive Entwicklung durchgemacht. Sie haben gelernt, die Position der Pflege zu vertreten, neu zu überdenken und das Sinnvolle weiter zu entwickeln. Besonders erfreulich:

Die Mitarbeiter wollen die inzwischen zum Alltag gewordenen Veränderungen auf jeden Fall beibehalten.

Stellungnahme der Leitenden Pflegekraft

Von Ingrid Henrich

Dauer des Projekts: 1. Juli 1992 bis 30. Juni 1994
Die Projektleitung wurde zuerst von der stellvertretenden Verwaltungsdirektorin wahrgenommen; erst zum 5. Oktober 1992 wurde diese der Leitenden Pflegekraft übertragen.
- Eine längere Vorlaufzeit, um eine umfassende Information aller beteiligten Berufsgruppen zu gewährleisten, muß vor Beginn des Projekts zur Verfügung stehen. Transparenz ist zu schaffen, um Widerstände einzugrenzen.
- Grundsätzlich sollten nur Stationen ausgewählt werden, auf denen die Mitarbeiter des Pflegedienstes Veränderungen in der Pflege wünschen und vertreten.
Die Mitarbeiter müssen sich mit der Zielsetzung des Projekts identifizieren. Die ständige Unterstützung der Pflegedienstleitung der betreffenden Klinik ist zur Umsetzung unerläßlich.
- Grundsätzlich sollten nur Kliniken ausgewählt werden, deren Ärztliche Leitung Veränderungen unterstützt, zuläßt und ihre Mitarbeiter motiviert.
- Konflikte mit den anderen Berufsgruppen sind vorprogrammiert. Zur Aufarbeitung arbeitsplatzbezogener Konflikte sind regelmäßige Workshops unter einer nicht zum Klinikum gehörenden fachlich kompetenten Fachkraft, z. B. Diplom-Psychologe mit Schwerpunkt Betriebs- und Organisationspsychologie, notwendig. In diesen Workshops werden gemeinsam Ziele erarbeitet, festgeschrieben und kontrolliert.

Erfahrungsbericht zum Modellvorhaben „Verbesserung der Arbeitssituation im Pflegedienst" der St. Elisabeth Krankenhaus Mayen GmbH

Von Peter Lampmann, Matthias Schmitz, Mechthild Annen, Anja Bell und Brunhilde Duwe

Inhaltsverzeichnis:
1. Ausgangssituation und Problemstellung
2. Zielsetzung und Anlage des Modellvorhabens
3. Modellergebnisse
3.1 Arbeitszeit- und Dienstplangestaltung
3.2 Entlastung des Pflegedienstes von pflegefernen Tätigkeiten
3.3 Ganzheitliche Patientenversorgung
3.4 Abstimmung von Arbeitsabläufen
4. Umbaumaßnahmen
4.1 Zentrale Umkleide
4.2 Cafeteria
4.3 Krankenpflegeschule
4.4 Betriebskindergarten
5. Fazit
6. Anlagenübersicht

1. Ausgangslage und Problemstellung

Das St. Elisabeth Krankenhaus Mayen GmbH hat sich mit weiteren rheinland-pfälzischen Kliniken am Modellvorhaben zur Verbesserung der Arbeitssituation im Pflegedienst beteiligt. Es handelt sich bei unserer Klinik um ein Krankenhaus der Regelversorgung mit 303 Betten, welches 1970 in Betrieb genommen wurde. Die Gesamtzahl der Betten verteilt sich auf sechs bettenführende Abteilungen. Im einzelnen sieht die Verteilung wie folgt aus:

Fachabteilung	Bettenzahl	Auslastung in Prozent	Durchschnittliche Verweildauer in Tagen[1]
Innere Medizin	108	104,2	13,1
Chirurgie	96	90,2	11,3
Gynäkologie	45	63,1	7,3
Urologie	36	70,3	10,8
Hals-Nasen-Ohren	9	53,6	4,8
Intensiv	9	82,7	2,6
insgesamt	**303**	**87,5**	**12,1**

[1] Für den Zeitraum vom 1.1.1991 bis zum 31.12.1991

Neben der Intensivpflege- und Behandlungsgruppe mit neun Betten sowie einer Infektionsgruppe mit sechs Betten (Zimmer), verfügt das Krankenhaus über insgesamt 16 Pflegegruppen mit durchschnittlich 18 Betten.

Von den 505 Beschäftigten (352 Vollkraftstellen), die insgesamt in der Klinik im Jahre 1992 tätig waren, entfielen auf den Pflegedienst 124 Vollkraftstelle, die mit examinierten Pflegekräften besetzt wurden. Hinzu kamen im Pflegedienst fünf Krankenpflegehelfer/innen und sonstige Beschäftigte sowie 62 Krankenpflegeschüler/innen, die im Verhältnis 1:7 auf die Besetzung im Pflegedienst angerechnet wurden.

Im St. Elisabeth Krankenhaus mußte in der Vergangenheit zwar noch nicht von einem akuten Pflegenotstand gesprochen werden, doch ist auch in unserer Klinik die berufliche Verweildauer der Schwestern und Pfleger sowie parallel dazu die Nachfrage nach Ausbildungsplätzen in der Krankenpflegeschule gesunken. Um dieser negativen Entwicklung entgegen zu wirken, bemühen sich die Verantwortlichen in unserem Haus seit einigen Jahren, die Situation der Pflegenden entscheidend zu verbessern. So ist es dem Krankenhaus vor Inkrafttreten der Pflege-Personalregelung gelungen, über die Anhaltszahlen hinausgehend, Planstellen für den Pflegedienst verfügbar zu machen. Weitere Aktivitäten führten dazu, daß bereits vor Beginn des Modellvorhabens durch die Einrichtung zentraler Dienste, wie beispielsweise für die Essens- und Wäsche-Ver- und -entsorgung u. a. m., Verbesserungen für den Pflegedienst erzielt werden konnten. Dennoch war erkennbar, daß trotz dieser Maßnahmen sich die Arbeitssituation im Pflegedienst zu verschärfen drohte, und es demzufolge zur Abwendung dieser Entwicklung erforderlich erschien, in sehr viel größerem Umfang gezielt Verbesserungsmaßnahmen im Pflegebereich in Gang zu bringen und praktisch umzusetzen. Unser

Krankenhaus hat deshalb die ihm angebotene Möglichkeit, am Modellvorhaben zur Verbesserung der Arbeitssituation im Pflegedienst teilzunehmen und unter Praxisbedingungen ausgewählte Maßnahmen über einen Zeitraum von zwei Jahren modellhaft zu erproben, sehr begrüßt.

2. Zielsetzung und Anlage des Modellvorhabens

Auf der Grundlage der von der Landespflegekonferenz formulierten Empfehlungen zum Aufgaben- und Verantwortungsbereich des Pflegedienstes im Krankenhaus sollte jede der Modellkliniken ein Konzept erstellen, aus dem Art und Umfang der Modellmaßnahmen, der Bedarf an Personal und Sachmitteln für die Durchführung und die geplante Vorgehensweise ersichtlich wurde.

Das ursprünglich von unserem Haus vorgelegte Konzept sah vor, die angestrebten Modellmaßnahmen im gesamten Pflegedienst zu erproben. Diese auch im Interesse des Sozialministeriums für unsere Klinik vorgesehene räumliche Ausdehnung des Modellvorhabens konnte jedoch, aufgrund finanzieller Abstriche bei der Modellförderung durch die Kostenträger der Gesetzlichen Krankenversicherung, nicht realisiert werden. Wir waren deshalb gezwungen, in der Kürze der Zeit unser Konzept zu überarbeiten.

Das reduzierte Konzept setzte sich in seiner vorgelegten und genehmigten Fassung wie folgt zusammen:

Die übergeordnete Zielsetzung unseres Vorhabens bestand darin, langfristig eine humane stationäre Patientenversorgung in pflegerischer Hinsicht gewährleisten zu können. Hieraus wurden folgende Teilziele abgeleitet:
- Schaffung flexibler und familienfreundlicher Arbeitszeiten im Pflegedienst, die insbesondere auf Mitarbeiter/innen mit Kindern abgestellt werden können und Teilzeitarbeit ermöglichen.
- Entlastung der Mitarbeiter/innen des Pflegedienstes von pflegefernen und pflegefremden Tätigkeiten.

- Aufwertung der Pflege durch Einführung einer nach ganzheitlichen Gesichtspunkten strukturierten pflegerischen Versorgung der PatientInnen.
- Entwicklung partnerschaftlicher Beziehungen der Berufsgruppen und abgestimmter Arbeitsabläufe.

Das Erreichen der Ziele sollte durch die praktische Umsetzung verschiedener Maßnahmen realisiert werden. Hierzu zählten zu Beginn des Vorhabens insbesondere
- die Erstellung eines Rahmendienstplanes mit 5- bzw. 5,5-Tage-Woche und Kernarbeitszeiten,
- die Erweiterung des Hol- und Bringedienstes und die Rückübertragung der Blutentnahme auf den ärztlichen Dienst sowie die Ausdehnung der Arbeitszeit der Physikalischen Therapie auf das Wochenende,
- die Einführung von Bereichspflege unter Berücksichtigung des Pflegeprozeßmodells sowie die Erarbeitung von Pflegestandards,
- die Einführung fester Visitenzeiten und die zeitliche Abstimmung der Anmeldung und Einbestellung von PatientInnen zu Untersuchungen und
- die Erarbeitung verbindlicher Vereinbarungen für die abteilungsübergreifende Zusammenarbeit.

Die Umsetzung der aufgeführten Maßnahmen mußte aufgrund der o. g. Reduzierung auf insgesamt vier Pflegegruppen beschränkt werden. Als Modellbereich wurden von uns vier Pflegegruppen ausgewählt, wobei sich jeweils zwei Pflegegruppen (Doppelgruppe) ein gemeinsames Stationszimmer teilen. Die Modellgruppen wiesen vor Modellbeginn folgende Grobstruktur auf:
- Zwei Pflegegruppen (Doppelgruppe) Innere Medizin mit jeweils 18 Planbetten und jeweils fünf examinierten Vollzeitkräften.
- Zwei Pflegegruppen (Doppelgruppe) Chirurgie mit jeweils 18 Planbetten und jeweils fünf examinierten Vollzeitkräften.
- In den vier Modellgruppen werden jeweils drei bis vier Krankenpflegeschüler/innen eingesetzt; darüberhinaus ist der Nachtdienst durch Dauernachtwachen separat besetzt.

Hinsichtlich unserer Vorstellungen zur Vorgehensweise müssen wir nach Ablauf der zweijährigen Modellerprobungszeit zwar selbstkritisch einräumen, daß wir den Aufwand für die Umsetzung der einzelnen Maßnahmen insgesamt unterschätzt haben, für die Durchführung des Vorhabens aber von Anfang an spezifische Strukturen vorgesehen waren, die auch eine Mitwirkung der von den Modellmaßnahmen betroffenen Mitarbeiter/innen implizierten.

Die Projektleitung lag in den Händen des Pflegedienstleiters, Herrn Manfred Weber, des Betriebsratsvorsitzenden, Herrn Matthias Schmitz und des Organisationsreferenten unseres Hauses, Herrn Peter Lampmann, der den Vorsitz in diesem Gremium hatte.

Zusätzlich wurde ein sogenannter Koordinierungsausschuß eingerichtet, dem neben dem Direktorium alle Chefärzte, die Projektleitung, Mitarbeiter/innen der Modellgruppen und Vertreter/innen der Funktionsabteilungen angehörten (Organigramm des Koordinierungsausschusses – *Anlage 1*). Die inhaltliche Ausarbeitung von Lösungsansätzen erfolgte in dafür eingerichteten Unterausschüssen, die sich – der jeweils zu bearbeitenden Themenstellung entsprechend – interdisziplinär zusammensetzten.

Diese die Mitarbeiter/innen einbeziehende Vorgehensweise war jedoch erst für die eigentliche Modellerprobungszeit vorgesehen. In der Vorbereitungszeit, in der hauptsächlich das (Grob)-Konzept erstellt wurde, haben wir von einer direkten Mitwirkung der Mitarbeiter/innen abgesehen. Diesen Ansatz haben wir vor allem deshalb gewählt, weil im Vorfeld des Vorhabens durch die Veröffentlichungen in der lokalen Presse und die in unserer Klinik durchgeführten Informationsveranstaltungen bei den Mitarbeiter/innen des Pflegedienstes hohe Erwartungen geweckt worden sind, die durch eine aktive Mitarbeit bei der Konzepterstellung möglicherweise noch höher ausgefallen wären. Bestätigt wurden wir hierin vor allem dadurch, daß die Reduzierung unseres Konzeptes bei den Mitarbeiter/innen zu deutlich spürbaren Enttäuschungen führte, die bei einer direkten Mitwirkung in der Vorphase sehr wahrscheinlich noch größer ausgefallen wäre. Bevor wir auf die Frage der Mitwirkung der Beschäftigten und andere Aspekte hinsichtlich der Vorgehensweise in einem Modellvorhaben eingehen, möchten wir zuerst einmal die erprobten Modellmaßnahmen und die dabei erzielten Ergebnisse darstellen.

3. Modellergebnisse
3.1 Arbeitszeit- und Dienstplangestaltung

Die weitreichendste Veränderung der Dienstzeiten bestand darin, daß auf den beiden Modellgruppen der Inneren Medizin die 5,5-Tage-Woche und auf den beiden Gruppen der Chirurgie die 5-Tage-Woche eingeführt wurde. Darüber hinaus wurden mehrere Teilzeitbeschäftigte in die Dienstpläne der vier Modellgruppen integriert.

Hierbei wurde bei der Besetzung der Modellgruppen entsprechend der Empfehlungen der Landespflegekonferenz vorgegangen und eine Anwesenheits-(Mindest)besetzung fest vorgegeben und auch entsprechend umgesetzt.

Die erstellte Personalbedarfsberechnung sah in diesem Zusammenhang für
- die Doppelgruppe Innere Medizin bei einer 5,5-Tage-Woche eine Besetzung mit insgesamt 13,9 Vollkraftstellen vor (Modellkonzept 5,5-Tage-Woche – *Anlage 2*)

und für
- die Doppelgruppe Chirurgie bei einer 5-Tage-Woche eine Besetzung mit insgesamt 15,1 Vollkraftstellen vor (Modellkonzept 5-Tage-Woche – *Anlage 3*).

Bei diesen Vollkraftstellen waren die Pflegeschüler/innen entsprechend dem geltenden Schlüssel von 1:7 miteinberechnet. Im Vergleich zur Besetzung vor der Modellphase ergab sich somit eine personelle Verbesserung:
- bei der Doppelgruppe Innere Medizin um drei Vollkraftstellen,
- bei der Doppelgruppe Chirurgie um vier Vollkraftstellen (Organigramme Modellgruppen – *Anlagen 4 und 5*)

Die angestrebten Kernarbeitszeiten konnten dagegen nicht dauerhaft realisiert werden. Die kurzfristige Erprobung dieser neuen Arbeitszeit erfolgte in unserem Krankenhaus in den beiden chirurgischen Modellgruppen. Sie wurde nach relativ kurzer Zeit jedoch wieder abgebrochen, da sie von der Mehrzahl der Pflegenden abgelehnt wurde. Beibehalten wurde ein Mitteldienst als sogenannter Außendienst, der jedoch fast ausschließlich von der Stationsleitung besetzt wurde. Aufgrund von schwangerschaftsbedingten Ausfallzeiten konnte dieser Mitteldienst nur bis Mai 1994 aufrecht erhalten werden. Die übrigen Mitarbeiter/innen präferieren den Schichtdienst. Dies ist zum einen darauf zurückzuführen, daß in den Modellgruppen die wenigen Mitarbeiterinnen mit Kindern sich entsprechend der vorherrschenden Arbeitszeiten familiär organisiert haben und deshalb der Wunsch nach familienfreundlichen Arbeitszeiten nicht im erwarteten Maße geäußert wurde. Zum anderen konnte die Verlagerung von Tätigkeiten auf den ganzen Tag nicht vollständig realisiert werden. Nach wie vor ist eine Arbeitsanhäufung in der Zeit von 6 bis 10 Uhr geblieben. Eine längerfristige Erprobung von Kernarbeitszeiten erschien daher den Mitarbeiter/innen nicht sinnvoll.

Eingebettet waren die umgesetzten Arbeitszeitmodifikationen in einen bzw. zwei Rahmendienstpläne, die die einzelnen Dienstzeiten definieren, d. h. Dienstanfang und -ende der neuen Schichtzeiten festschreiben. Eine Veränderung bei der Dienstplangestaltung gab es in den vier Modellgruppen auch dahingehend, daß die Dienste nicht nur für einen Zeitraum von vierzehn Tagen, sondern für vier Wochen im voraus erstellt wurden und der Rahmendienstplan die Struktur der Dienste vorgab, wobei eine flexible Handhabung durchaus erwünscht war (Rahmendienstpläne der Modellgruppen 13, 14, 33 und 34 – *Anlage 6-9*, sowie Rahmendienstplan der Modellstation 33/34 nach Zusammenlegung – *Anlage 10*).

Die neu eingeführten Arbeitszeiten sind – mit Ausnahme der Kernarbeitszeiten – bei unseren Schwestern und Pflegern auf große Akzeptanz gestoßen. Als positiv bewertet wurde u. a., daß mit der Verlängerung der Tagesarbeitszeit, die mit der Verkürzung der Wochenarbeitstage von 6 auf 5,5 bzw. 5 Tage einhergeht, der Beginn des Frühdienstes von 6.20 Uhr auf 6 Uhr vorverlegt wurde. Hierdurch konnte eine Entschärfung der täglich bis 8 Uhr auftretenden Arbeitsspitzen erreicht werden. Dies machte sich insbesondere dann bemerkbar, wenn der Anteil der pflegeintensiven Patienten sehr hoch war. Bei der 5-Tage-Woche wurde besonders von den Mitarbeiter/innen hervorgehoben, daß die Verlängerung der täglichen Arbeitszeit auf 7,7 Stunden eine Streßminderung zur Folge hatte, dies ist dadurch erklärbar, daß die Krankenpflegekraft die vor ihr liegende Tagesarbeit für einen längeren Zeitraum planen konnte. Weiterhin wurde begrüßt, daß mit der Verlängerung der Tagesarbeitszeit der Anspruch auf

Freizeitausgleich in der 5,5-Tage-Woche von zwei auf drei Tage und in der 5-Tage-Woche von zwei auf vier Tage innerhalb des für die Arbeitszeitgestaltung zugrunde zu legenden Zeitraums von vierzehn Tagen gestiegen ist und die zusätzlichen freien Tage zusammenhängend mit dem Wochenende gewährt werden konnten.

Eine höhere Arbeitszufriedenheit unter unseren Pflegenden konnten wir auch dadurch erzielen, daß die Dienstpläne nicht nur für einen Monat im voraus festgelegt wurden, sondern trotz immer wieder auftretender unvorhersehbarer Personalengpässe auch weitestgehend eingehalten werden konnten. Dies betrifft insbesondere die den Pflegedienstmitarbeiter/innen zustehenden freien Wochenenden.

Die Überstundenentwicklung in den Modellgruppen zeigte hierbei einen deutlichen Trend nach unten. Lagen die Überstunden vor Modellbeginn und vor Aufstockung des Personalbestandes bei ca. 200 Stunden, so hat sich dieser Überstundenanteil um 50 Prozent reduziert.

Positiv hervorzuheben ist zudem, daß in die neuen Dienstpläne auch Teilzeitbeschäftigte in allen Modellgruppen integriert werden konnten.

Aufgrund der insgesamt sehr positiv ausfallenden Resonanz auf die Arbeitszeitveränderungen ist in unserer Klinik der Beschluß gefaßt worden, im gesamten Pflegedienst in einem ersten Schritt die 5,5-Tage-Woche einzuführen. Die Umsetzung der 5-Tage-Woche auf das Gesamthaus scheitert zur Zeit noch an der durchgängig nicht genügenden personellen Besetzung der übrigen Stationen. Die im engen Zusammenhang stehenden Auswirkungen des Gesundheitsstrukturgesetzes mit der Pflegepersonalregelung wird eine Umsetzung der 5-Tage-Woche auf den gesamten Krankenhausbereich sehr schwierig gestalten. Sowohl die 5-Tage-Woche als auch die Einführung von Kernarbeitszeiten als sog. Hauptarbeitszeit werden trotzdem auch zukünftig als Zielsetzung im Blickpunkt bleiben. Diese beiden Arbeitszeitregelungen machen jedoch arbeitsorganisatorische Veränderungen im Gesamtbetrieb der Patientenversorgung erforderlich, die wir bislang noch nicht verwirklichen konnten.

Neben der Einführung der 5,5-Tage-Woche ist ein zweiter – auch für die zukünftige Arbeitszeitgestaltung wichtiger – Beschluß gefaßt worden: Die Pflegegruppen wurden in Stationen umgewandelt. Für die Mehrzahl der Pflegegruppen bedeutet dies, daß die sog. Doppelgruppen zu einer Station zusammengelegt werden. Die Auswirkung auf die Arbeitszeitgestaltung besteht vor allem darin, daß die größeren Pflegeeinheiten weniger anfällig für Personalausfälle sind und deshalb auch für die Umsetzung und Aufrechterhaltung von Arbeitszeitmodifikationen mehr Gewähr bieten als die kleineren Pflegegruppen.

3.2 Entlastung des Pflegedienstes von pflegefernen Tätigkeiten

Eine Entlastung unserer Pflegenden haben wir schwerpunktmäßig dadurch erzielen können, daß Boten- und Reinigungsarbeiten auf andere Dienste verlagert wurden. Hierfür haben wir unseren Hol- und Bringedienst personell erweitert und als Sonderbotendienst definiert.

Dieser Sonderbotendienst übernimmt neben der Wäschever- und entsorgung, der Müllentsorgung, der Verbringung von Sachbedarf und Medikamenten, sowie der Essensverbringung folgende zusätzlichen Aufgaben:
- Die Auswechselung der Betten und Nachttische an allen Wochentagen von 8 bis 16 Uhr, sowie an Samstagen von 8 bis 12 Uhr.
Hierdurch entfällt gerade im Hinblick auf die sinkende Verweildauer der Patienten eine häufige Abwesenheit der Pflegekräfte auf Station, zum anderen ist gewährleistet, daß immer ausreichend saubere Betten und Nachttische auf Station vorrätig sind.
- Die Durchführung eines zentralen Blut - und Urin-Transportes wochentags in der Zeit von 8 bis 10 Uhr zum Zentrallabor (drei Rundfahrten über alle Stationen).
Hierdurch entfallen die bisherigen Wege durch das Pflegepersonal. Zudem hat das Labor eine besser koordinierte Automatenauslastung bei den Analysegeräten.
- Die Durchführung einer zweimal täglichen Sterilgutver- und entsorgung aller chirurgischen Gruppen, sowie der internistischen Modellgruppen zur Zentralsterilisation.

Darüber hinaus erfolgt durch unser Archiv eine zweimal tägliche Krankenblatt- und Postverbringung (siehe Übersicht der Sonderdienste – *Anlage 11*).

Eine weitere Maßnahme zur Entlastung der Schwestern und Pfleger bestand darin, daß die Blutentnahme per vorläufiger Dienstanweisung auf den ärztlichen Dienst rückübertragen wurde. Für den Bereich der internistischen Modellstation konnte dies ohne Einschränkung realisiert werden. Für den Bereich der chirurgischen Modellstation erfolgte dies mit der Einschränkung, daß bei Verhinderung der Ärzte wegen operativer Tätigkeit die Schwester/ der Pfleger weiterhin die Blutabnahme bei entsprechend fachlicher Qualifizierung vornimmt. Hierbei hat sich gezeigt, daß durch die starke operative Belastung der chirurgischen Ärzte eine Umsetzung nur ansatzweise vollzogen werden konnte.

Die Verlagerung der dargestellten Tätigkeiten wird von den Mitarbeiter/innen der Modellgruppen als spürbare Entlastung wahrgenommen. Es ist deshalb vorgesehen, diese strukturellen Veränderungen auf den gesamten Pflegedienst unseres Krankenhauses auszudehnen. Die bislang erzielten Erfolge betrachten wir jedoch nicht als Endpunkt unserer Bemühungen. Nach wie vor sind vom Pflegepersonal eine Reihe von Hol- und Bringearbeiten zu verrichten, die nicht dem pflegerischen Aufgabenbereich zuzurechnen sind. Zum Abbau bzw. zur Verlagerung dieser Tätigkeiten, die u. a. den Transport patientenbezogener Unterlagen betreffen, werden wir weitere strukturelle Veränderungen vornehmen müssen.

Die von uns ebenfalls zur Entlastung des Pflegedienstes vorgenommene Erweiterung der Dienstzeiten der physikalischen Therapie/Krankengymnastik auf Samstagvormittag führte als zusätzliches Angebot für die PatientInnen zu einer besseren Versorgung. Eine spürbare Entlastung unserer Pflegekräfte konnte dadurch nicht erzielt werden, da die Unterstützung durch die Pflegekräfte weiterhin erforderlich ist. Dennoch soll auch diese Maßnahme beibehalten werden, da hierdurch u. a. die Verkürzung der Verweildauer der Patienten mitbeeinflußt werden konnte.

3.3 Ganzheitliche Patientenversorgung

Eine nach ganzheitlichen Gesichtspunkten ausgerichtete pflegerische Versorgung sollte im Kern durch die Aufteilung der Modellgruppen in Bereiche und die sukzessive praktische Umsetzung des Pflegeprozeßmodells erfolgen. Rückblickend hat sich dieser Maßnahmenbereich als der komplexeste herausgestellt, der mit den zur Verfügung stehenden Mitteln nicht zu den von uns angestrebten Zielen geführt werden konnte.

Da sich diese Erkenntnis nicht erst zum Ende der Modellerprobungszeit, sondern bereits im Verlauf der Maßnahmenumsetzung herauskristallisiert hat, unsere Klinik aber die Realisierung einer ganzheitlichen Patientenversorgung nicht aufgeben wollte, haben wir uns sehr intensiv damit auseinandergesetzt, auf welchem Weg wir dieses Ziel dennoch erreichen könnten. Unsere Überlegungen führten dazu, uns um Fördermittel für ein Vorhaben zur Umsetzung einer ganzheitlichen Patientenversorgung auf Bundesebene zu bewerben. Da unsere diesbezüglichen Bemühungen erfolgreich waren, wollen wir auf dieses Vorhaben später nochmals eingehen.

Auch wenn wir mit den bisher vorgenommenen Veränderungen noch nicht das Ziel erreichen konnten, welches wir uns am Anfang gesetzt haben, ist in den beiden Jahren der Modellerprobung dennoch ein Prozeß in Gang gebracht worden, der, trotz aller dabei aufgetretenen Schwierigkeiten und Tendenzen, auf Altbewährtes zurückzugreifen, nicht mehr umkehrbar ist.

Eingeführt wurde in den beiden Modellgruppen der Chirurgie die Bereichspflege. Die Umsetzung dieser Maßnahme konnte erst erfolgen, nachdem die Doppelgruppe zumindest probeweise zu einer Station zusammengefaßt wurde. Dieser Schritt erschien insbesondere deshalb notwendig, weil eine Aufteilung der kleineren Pflegegruppen nach Bereichen und eine bereichsbezogene Zuordnung der Pflegenden mit dem einer Gruppe zur Verfügung stehenden Personal nicht zu realisieren ist (siehe Rahmendienstplan Station 33/34 – *Anlage 10*, sowie Bereichsplan – *Anlage 12*). Im internistischen Modellbereich konnte die Zusammenführung der Doppelgruppe zu einer Station erst im Zuge der Umstrukturierung des gesamten Pflegedienstes erreicht werden. Die Ansätze Bereichspflege zu erproben sind deshalb hier nicht so weit gediehen wie in der Chirurgie. Zum anderen ergaben sich zum damaligen Zeitpunkt Probleme im Hinblick auf die quantitative und qualitative Personalbesetzung. Vorgenommen wurde jedoch auf einer der beiden internistischen Modellgruppen eine Zuordnung der Pflegenden zu einer bestimmten Anzahl von Zimmern, für die diese zuständig sein sollten. Da diese Aufteilung jedoch nicht dauerhaft aufrechterhalten werden konnte, stellte die praktizierte Pflege eine Mischform aus Bereichs- und Funktionspflege dar.

Im chirurgischen Modellbereich wurde die gesamte Doppelgruppe vormittags, d. h. im Frühdienst in drei und nachmittags mit Beginn des Spätdienstes in zwei Bereiche aufgeteilt. Für jeden Bereich sind in der Regel zwei examinierte Pflegekräfte zuständig, da eine Reihe von Arbeiten nur von zwei Personen gemeinsam verrichtet werden können. Die einzelnen Bereiche sind mit zwölf bis 15 Betten zwar relativ groß, sie können jedoch nur in dieser Größe auch bei Personalengpässen grundsätzlich aufrechterhalten werden.

Die mit dieser Maßnahme beabsichtigte umfassende und eigenverantwortlich zu verrichtende Pflege wird von unseren Mitarbeiter/innen zwar als hohe Anforderung empfunden, doch gleichzeitig äußern die Pflegenden eine deutlich höhere Arbeitszufriedenheit.

Ähnlich wie bei der Einführung der Bereichspflege konnten wir auch bei der praktischen Umsetzung des Pflegeprozeßmodells noch nicht das von uns angestrebte Endziel erreichen. So wird zwar inzwischen bei allen PatientInnen eine Pflegeanamnese durchgeführt, die Pflegemaßnahme aufgeführt und abgezeichnet und ein Pflegebericht erstellt, doch die Ermittlung der patientenseitigen Ressourcen und eine Pflegeplanung erfolgen bislang noch nicht. Auch das Verständnis für eine prozeßhafte Gestaltung der pflegerischen Arbeit ist trotz einer für alle Pflegekräfte des Hauses durchgeführten externen Fortbildungsmaßnahme erst in Ansätzen bei den Pflegenden zu erkennen. Die für den Pflegeprozeß zu verrichtenden Arbeitsschritte werden grundsätzlich als sinnvoll erachtet, doch bislang auch noch als sehr begrenzt umsetzbar erlebt.

Dies ist sicherlich auch darauf zurückzuführen, daß die Entwicklung von Pflegestandards, die ein wesentliches Element für die praktische Umsetzung des Pflegeprozeßmodells darstellen, sich noch im Anfangsstadium befindet.

Eine zentrale Erkenntnis, die wir insbesondere bei unseren Bemühungen, eine ganzheitliche und qualitativ hochstehende Pflege umzusetzen, gewonnen haben, besteht darin, daß eine derartig weitreichende Umstrukturierung von Arbeitsprozessen nur zu bewältigen ist, wenn die Pflegenden vor Ort – d. h., auf den Stationen – kontinuierlich betreut und beraten werden können. Es bedarf hierzu einer qualifizierten Pflegekraft, die im Rahmen der praktischen Umsetzung als sogenannte Praxis- oder Projektbegleiter/in fungiert. Unser Modellbudget erlaubte leider nicht, eine Stelle für eine derartige Mitarbeiter/in im Pflegedienst einzurichten.

3.4 Abstimmung von Arbeitsabläufen

Die bereichsübergreifende Zusammenarbeit stellt auch in unserem Krankenhaus – trotz der auch von externen Beobachter/innen immer wieder bescheinigten guten Atmosphäre – ein nicht zu verkennendes Problemfeld dar. In unserem Haus sind zwar aufgrund seiner Größe viele Informations- und Kommunikationswege sehr viel kürzer und direkter als in größeren Kliniken, doch grundsätzliche Konflikte in der interdisziplinären Zusammenarbeit treten dennoch auf. Wir haben uns deshalb im Rahmen dieses Modellvorhabens auch vorgenommen, Lösungsansätze zu entwickeln und zu erproben, die für die Pflegenden Verbesserungen in der Zusammenarbeit mit den Ärzten und den zentralen Funktionsabteilungen erbringen. Die Vorarbeiten hierfür wurden in verschiedenen Unterausschüssen geleistet. Vertreten waren in diesen Gremien jeweils die Bereiche, in deren Zusammenwirken immer wiederkehrende Schwierigkeiten auftreten. Eine Reihe der in diesen Arbeitskreisen entwickelten Lösungsansätze wurde per vorläufiger Dienstanweisung in den Routinebetrieb eingeführt. Welche organisatorischen Verbesserungen dies im einzelnen sind, wird im folgenden kurz dargestellt.

Ein Problem stellte die Anmeldung von PatientInnen für Untersuchungen in der Endoskopie und im Kreislauflabor dar, da viele telefonische Anmeldungen während laufender Untersuchungen erfolgten und deshalb zu massiven Störungen und Mißstimmungen in der Kommunikation führten. Die Lösung bestand darin, daß die telefonische Anmeldung nur noch in der Zeit von 8 bis 8.30 Uhr und von 14 bis 16 Uhr erfolgen soll. Hinzu kam in beiden Abteilungen der probeweise Einsatz eines Anrufbeantworters. Für die Zusammenarbeit mit dem Kreislauflabor wurde darüber hinaus festgelegt, daß die sich in den Pflegegruppen befindlichen Langzeit-EKG-Recorder ab 7.30 Uhr vom Sonderbotendienst abgeholt und direkt in die Funktionsabteilung gebracht werden, damit dieser alle Langzeitmeßgeräte bis 8 Uhr zur Auswertung vorliegen.

Eine Verbesserung konnte dadurch erzielt werden, daß die Mitarbeiter/innen des Kreislauflabors vom Pflegedienst darüber informiert werden, welche PatientInnen, die für EKG-Untersuchungen vorgesehen sind, an Infusomaten angeschlossen sind und deshalb am Krankenbett untersucht werden sollen.

Veränderungen in der übergreifenden Koordination wurden auch für die Zusammenarbeit zwischen dem Pflegedienst und der Röntgenabteilung angewiesen. Damit PatientInnen nicht mehr während der Frühstückszeit für Röntgenuntersuchungen einbestellt werden, wurde der Beginn der Röntgenuntersuchungen bei internistischen PatientInnen von 8 auf 8.30 Uhr und bei PatientInnen der chirurgischen Abteilung von 8 auf 8.45 Uhr verschoben. Des weiteren wurde beschlossen, daß vom Pflegedienst bei Röntgenanordnungen am späten Vormittag auf den Röntgenanforderungsscheinen gekennzeichnet wird, ob die Untersuchung derart dringlich ist, daß sie noch am gleichen Tag durchgeführt werden muß, oder ob sie auf den nächsten Tag verschoben werden kann.

Erleichterungen in der Zusammenarbeit mit dem Labor konnten wir für unsere Schwestern und Pfleger vor allem dadurch erzielen, daß – wie bereits dargestellt – die Abholung der Blutproben bis 10 Uhr durch den Sonderbotendienst erfolgt. Erleichterungen für unsere Pflegekräfte ergaben sich auch daraus, daß Patienten die Infarktgymnastik jetzt bereits ab 9.30 Uhr besuchen und demzufolge auch wieder vor 10 Uhr auf die Station zurückkehren können, so daß die Mitarbeiter/innen des Labors auch bei diesen PatientInnen in die Lage versetzt werden, vor 10.00 Uhr die Blutzuckerentnahme durchzuführen.

Die aufgeführten organisatorischen Veränderungen sind in ihrer Breite zwar umfangreich, doch wir sind uns sehr wohl im klaren darüber, daß diese Maßnahmen lediglich einen ersten Schritt im Hinblick auf eine optimale Koordination von Arbeitsabläufen darstellen können. Um weitere Veränderungen umsetzen zu können, werden wir die Arbeitsabläufe der verschiedenen Abteilungen und Bereiche noch umfassender und systematischer analysieren müssen. Dies hat sich insbesondere für die Visitenzeiten sowie die Aufnahme und Entlassung von PatientInnen herausgestellt. Zur Entwicklung von tragfähigen Lösungen wurde, nachdem die bisher angedachten Veränderungsvorschläge nicht in die Praxis umgesetzt werden konnten, beschlossen, sowohl für die Visitenzeiten als auch für Patientenaufnahmen und -entlassungen zuerst einmal Übersichten zu erstellen. Auf dieser Grundlage soll dann geklärt werden, in welcher Form organisatorische Verbesserungen notwendig und realisierbar sind.

4. Umbaumaßnahmen
4.1 Zentrale Umkleide

In dem mit dem Grobkonzept des St. Elisabeth Krankenhauses Mayen angemeldeten Bedarf für investive Maßnahmen waren Mittel für bauliche Verbesserungen zur Zusammenführung von Pflegegruppen zu Stationen angemeldet. Bei der vorgenommenen Beplanung dieser Bereiche wurde erkennbar, daß geordnete Betriebsabläufe ohne die Verlagerung der Umkleideschränke aus den Schwestern-Arbeitsbereichen und damit der Pflegegruppen, wenn überhaupt, nur schwer erreicht werden können. Aus diesem Grunde wurde im Rahmen weitgehender Baumaßnahmen in einem bisher als Lichthof genutzten Bereich, zentral im Erdgeschoß, eine großzügige Zentralumkleide für die Beschäftigten unseres Hauses errichtet, wobei jede Person ihren eigenen Schrank besitzt und die frische Dienstkleidung vor Ort in Empfang genommen werden kann.

Diese zentrale Umkleide ist seit kurzem in Betrieb. Durch den Wegfall der bislang hierfür eingesetzten Schränke im Stationsarbeitsbereich konnte nunmehr eine Neuplanung dieses Bereiches, insbesondere unter den Gesichtspunkten der Bereichspflege (z. B. mehr Stellfläche für Bereichswagen), Sachbedarfslagerung und ergonomischer Arbeitsplätze, die später auch mit EDV ausgestattet werden können, vorgenommen werden. Auch werden die Stationen erstmals über einen abgeschlossenen Bereich für ihre Besprechungen nach dem vorliegenden Konzept verfügen. Die ersten drei Stationen sollen noch in diesem Jahr umgestaltet werden.

4.2 Cafeteria

Im Rahmen des Modells wurden Überlegungen angestellt, wie zum einen der Pflegedienst bei der Essensversorgung der Patienten weiter entlastet und gleichzeitig für die Patienten eine angenehmere Essenseinnahme und ein verbessertes Angebot erreicht werden könnte. Ergebnis dieser Überlegungen war letztlich der Neubau einer großzügigen Cafeteria, in der die gehfähigen Patienten zum Teil in Buffet-Form ihr Essen erhalten und über die direkte Zubereitung ein wesentlich verbessertes Angebot erleben. Daß das Krankenhaus seine Cateteria darüber hinaus für ältere Anwohner aus dem umliegenden Bereich (Angebot von spezieller Diätkost) sowie für Besucher und sonstige Gruppen durchgängig geöffnet hat, hat als „Nebeneffekt" eine überaus positive Resonanz auch in der Bevölkerung und bei den Patienten erfahren.

4.3 Krankenpflegeschule

Durch die Verlagerung der Cafeteria in den Erweiterungsbau konnten die freiwerdenden Räume neu strukturiert und als Krankenpflegeschule mit zwei großen Unterrichtsräumen und einem großen Demonstrationsraum sowie drei Büroräumen für die Unterrichtsschwestern eingerichtet werden. Gerade angesichts der deutlich geringeren Nachfrage nach Ausbildungsplätzen war es wichtig, die Krankenpflegeschule auch in ihrem Raumangebot den Schulangeboten am Standort Mayen anzugleichen. Auch durch die Integration der Schule im eigentlichen Krankenhaustrakt wurde das Betriebszusammengehörigkeitsgefühl gesteigert.

4.4 Betriebskindergarten

Bereits bei Erstellung des Personalwohnheimes vor rund 20 Jahren war an die Einrichtung einer Kindertagesstätte gedacht worden. Durch das Fehlen von finanziellen Mitteln für die Errichtung von Räumen für die Krankenpflegeschule wurden diese Räume jedoch „zweckentfremdet" für die Schule genutzt. Durch die Verlagerung der Schulräume konnte zum 1. Oktober 1993 der Betriebskindergarten des St. Elisabeth Krankenhauses Mayen mit einer Kindergartengruppe, die sich aus Kindern der Bediensteten sowie Externen zusammensetzt, in Betrieb gehen. Der Kindergarten wird als Ganztags-Kindergarten mit Verpflegung aus der krankenhauseigenen Küche betrieben und erfreut sich mittlerweile eines enormen Zuspruchs, so daß bereits konkrete Überlegungen bestehen, ihn räumlich, eventuell gruppenmäßig, auszudehnen, zumal noch entsprechende Raumkapazitäten vorhanden sind.

Als ergänzendes Angebot ist im gleichen Gebäude ein von der Caritas betriebenes Kindernest vorhanden. Die Öffnungszeiten des Betriebskindergartens wurden so konzipiert, daß bei Einführung einer Kernarbeitszeit eine Komplettversorgung der Kinder gewährleistet werden kann.

Die vorstehenden baulichen investiven Maßnahmen konnte die Geschäftsführung nur durch die Bezuschussung der Landesregierung mit rund 1,8 Mio. DM realisieren, wofür wir uns nochmals herzlich bedanken möchten.

5. Fazit

Das St. Elisabeth Krankenhaus Mayen hat sich bereits vor der Modellphase bemüht, die Situation des Pflegedienstes zu verbessern. Dies war bis dato nur in bescheidenem Umfang gelungen, weil es hierzu weitestgehender Mitwirkung der Tarifparteien und der Kostenträger bedurfte. Das Krankenhaus und seine Geschäftsleitung hat es daher sehr begrüßt, die Möglichkeit erhalten zu haben, die Empfehlung der Landespflegekonferenz Rheinland-Pfalz umzusetzen und in einem Zeitraum von zwei Jahren modellhaft unter Praxisbedingungen zu erproben.

Im Nachhinein betrachtet ist anzumerken, daß diesem Modell keine direkte Vorlaufphase vorgeschaltet war, in deren Zeit die sich ergebenden Umorganisationen mit allen Mitarbeitern eingehend besprochen werden konnten. So mußten sehr viele Maßnahmen erst vom „grünen Tisch" beschlossen und später in der Praxis überprüft werden. Auch die anfänglich gesetzten Ziele rückten hierdurch zum Teil in einen Bereich, der mit den eingesetzten personellen Ressourcen nicht realisierbar war. Insbesondere wurde von den am Modell beteiligten Schwestern wiederholt die wissenschaftliche Begleitung vor Ort (und nicht nur zu den Ist-Analysen) sowie die direkte Unterstützung durch Praxisbegleiter vermißt. Diese Erkenntnis, sowie die Tatsache, daß durch das Landesmodell eine Initiative in Gang gesetzt wurde, die sich über alle im Krankenhaus vertretenen Berufsgruppen erstreckte, haben die Geschäftsführung veranlaßt, insbesondere unter dem Ziel einer ganzheitlichen Versorgung der Patienten, ein neues Modellvorhaben auf Bundesebene zu beantragen. Diesem Modellvorhaben „Entwicklung und Erprobung eines ganzheitlichen Pflegesystems zum Abbau der arbeitsbelastenden und qualitätseinschränkenden Auswirkungen der Funktionspflege" hat der Bundesminister für Forschung und Technologie im Dezember 1993 zugestimmt, wobei der Krankenhausträger einen nicht unerheblichen Anteil der Kosten hierfür tragen muß.

Aufbauend auf den Erfahrungen anderer Krankenhäuser im Landesmodell wurden zur Bewältigung der anstehenden sehr komplexen Aufgaben neben zwei Praxisbegleitern mit PDL-Weiterbildung eine Diplom-Psychologin zur Begleitung des Vorhabens eingestellt. Komplettiert wird dieses Team durch den Projektleiter sowie – als wissenschaftliche Begleitung – die Fa. Prognos und als arbeitswissenschaftlicher Gutachter, Herr Prof. Dr. Büssing, Lehrstuhl für Psychologie, an der Technischen Universität München.

Ausgehend von den ehemals im Landesmodell gesetzten Zielen erfolgte eine neue Zieldefinition, in der sich große Teile der ursprünglichen Konzeption wiederfinden. So sollen folgende Einzelziele weiterverfolgt werden:

- Umstrukturierung der Arbeitsorganisation auf der Station unter Berücksichtigung eines ganzheitlichen Pflegemodells
- Förderung der Selbständigkeit und Eigenverantwortlichkeit der Pflegekräfte
- Entwicklung organisatorischer Modell-Lösungen für eine patientenorientierte Rahmenorganisation

- Verbesserung der Pflegequalität und Wirtschaftlichkeit der Patientenversorgung
- Entwicklung eines übertragbaren krankenhausspezifischen Projektmanagement-Modells

Hiermit hoffen die Krankenhausleitung sowie der Betriebsrat, die positiven Ansätze des Landesmodells fortführen zu können.

6. Anlagenübersicht

Anlage 1 Organigramm Koordinierungsausschuß
Anlage 2 Modellkonzept 5,5-Tage-Woche
Anlage 3 Modellkonzept 5-Tage-Woche
Anlage 4 Organigramm Modellgruppen Innere Abteilung
Anlage 5 Organigramm Modellgruppen Chirurgie
Anlage 6 Rahmendienstplan Modellgruppe 13
Anlage 7 Rahmendienstplan Modellgruppe 14
Anlage 8 Rahmendienstplan Modellgruppe 33
Anlage 9 Rahmendienstplan Modellgruppe 34
Anlage 10 Rahmendienstplan Modellstation 33/34
Anlage 11 Übersicht über Sonderdienste
Anlage 12 Bereichsplan

Anlage 1

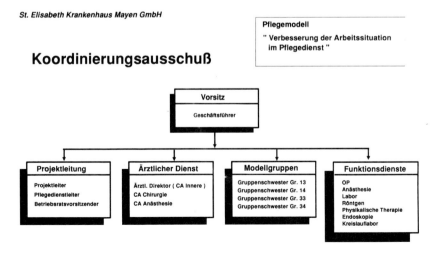

Anlage 2

Modell 5,5 Tage-Woche

Anwesenheitsbesetzung : 10 MA wochentags, 5 bzw. 6 MA samstags/sonnstags, 36 Bettenstation
5,5 Tagewoche für Bereichschwester/pfleger, alle 14 Tage ein freies Wochenende und 1 freier Tag

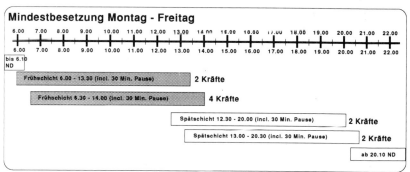

Mindestbesetzung Montag - Freitag

- Frühschicht 6.00 - 13.30 (incl. 30 Min. Pause) — 2 Kräfte
- Frühschicht 6.30 - 14.00 (incl. 30 Min. Pause) — 4 Kräfte
- Spätschicht 12.30 - 20.00 (incl. 30 Min. Pause) — 2 Kräfte
- Spätschicht 13.00 - 20.30 (incl. 30 Min. Pause) — 2 Kräfte
- bis 6.10 ND
- ab 20.10 ND

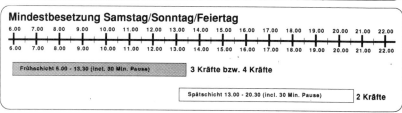

Mindestbesetzung Samstag/Sonntag/Feiertag

- Frühschicht 6.00 - 13.30 (incl. 30 Min. Pause) — 3 Kräfte bzw. 4 Kräfte
- Spätschicht 13.00 - 20.30 (incl. 30 Min. Pause) — 2 Kräfte

Dienstplan Station 13/14

	Sa.	So.	Mo.	Di.	Mi.	Do.	Fr.	Sa.	So.	Mo.	Di.	Mi.	Do.	Fr.
1	X	X	O	X	X	X	X	O	O	X	X	X	X	X
2	X	X	X	O	X	X	X	O	O	X	X	X	X	X
3	X	X	X	X	O	X	X	O	O	X	X	X	X	X
4	X	X	X	X	X	O	X	O	O	X	X	X	X	X
5	X	X	X	X	X	X	O	O	O	X	X	X	X	X
6	O	O	X	X	X	X	X	X	X	O	X	X	X	X
7	O	O	X	X	X	X	X	X	X	X	O	X	X	X
8	O	O	X	X	X	X	X	X	X	X	X	O	X	X
9	O	O	X	X	X	X	X	X	X	X	X	X	O	X
10	O	O	X	X	X	X	X	X	X	X	X	X	X	O
11	O	O	X	X	X	X	X	X	X	X	X	X	O	X
Gesamt	5	5	10	10	10	10	10	6	6	10	10	10	9	10
Tagesarbeitsminuten	2100	2100	4200	4200	4200	4200	4200	2520	2520	4200	4200	4200	3780	4200

Personalbedarfsberechnung :

250 AT x 10 MA x 7 Std. = 17.500 Std.
115 AT x 5 MA x 7 Std. = 4.025 Std.
 52 AT x 1 MA x 7 Std. =   364 Std.
                          21.889 Std.
                        : 1925 x 1,222 AF

13,90 VK

Anlage 3

Modell 5 Tage-Woche

Anwesenheitsbesetzung : 9 bzw.10 MA wochentags, 6 MA samstags/sonnstags, 36 Bettenstation
5 Tagewoche für Bereichschwester/pfleger, alle 14 Tage ein freies Wochenende und 2 freie Tage

Mindestbesetzung Montag - Freitag

- Frühschicht 6.00 - 14.12 (incl. 30 Min. Pause) — 5 bzw. 6 Kräfte
- Spätschicht 12.00 - 20.12 (incl. 30 Min. Pause) — 2 Kräfte
- Spätschicht 12.48 - 21.00 (incl. 30 Min. Pause) — 2 Kräfte
- bis 6.10 ND
- ab 20.10 ND

Mindestbesetzung Samstag/Sonntag/Feiertag

- Frühschicht 6.00 - 14.12 (incl. 30 Min. Pause) — 4 Kräfte
- Spätschicht 12.48 - 21.00 (incl. 30 Min. Pause) — 2 Kräfte

Dienstplan Station 33/34

	Sa.	So.	Mo.	Di.	Mi.	Do.	Fr.	Sa.	So.	Mo.	Di.	Mi.	Do.	Fr.
1	X	X	O	O	X	X	X	O	O	X	X	X	X	X
2	X	X	X	O	O	X	X	O	O	X	X	X	X	X
3	X	X	O	X	O	X	X	O	O	X	X	X	X	X
4	X	X	X	X	X	O	O	O	O	X	X	X	X	X
5	X	X	X	X	X	O	O	O	O	X	X	X	X	X
6	O	O	X	X	X	X	X	X	X	O	O	X	X	X
7	O	O	X	X	X	X	X	X	X	O	O	X	O	X
8	O	O	X	X	X	X	X	X	X	O	X	O	X	X
9	O	O	X	X	X	X	X	X	X	X	X	O	O	X
10	O	O	X	X	X	X	X	X	X	X	O	X	O	O
11	O	O	X	X	X	X	X	X	X	X	O	O	X	X
12	X	X	X	X	O	O	X	O	O	X	X	X	X	X
Gesamt	6	6	10	10	9	9	10	6	6	10	10	9	9	10
Tagesarbeitsminuten	2772	2772	4620	4620	4158	4158	4620	2772	2772	4620	4620	4158	4158	4620

Personalbedarfsberechnung :

250 AT x 8 MA x 7,7 Std.	=	15.400	Std.
200 AT x 2 MA x 7,7 Std.	=	3.080	Std.
115 AT x 6 MA x 7,7 Std.	=	5.313	Std.
		23.793	Std.

: 1925 x 1,222 AF

15,10 VK

Anlage 4

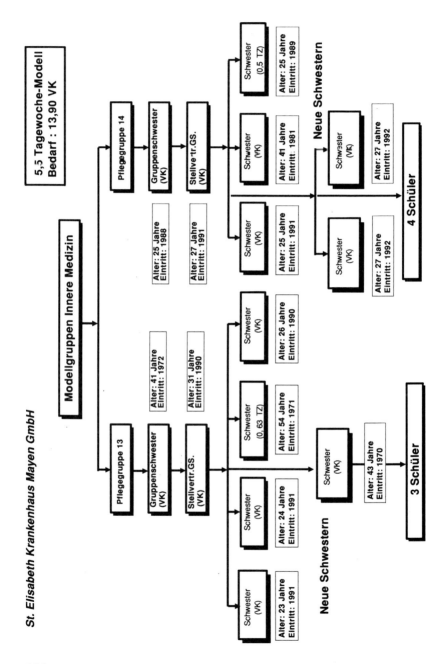

Anlage 5

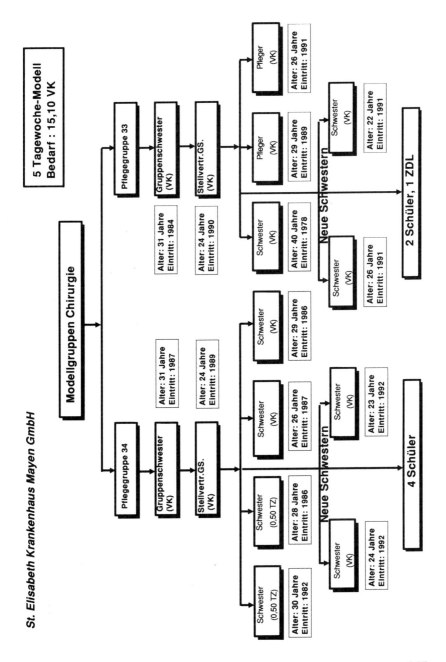

Anlage 6

St. Elisabeth Krankenhaus Mayen GmbH
Rahmendienstplan

Zeitraum vom .... bis ....

Gruppe 13

Zeichenerklärung
Bitte in Rot markieren !

F	Frühdienst	O	Frei
FF	versetzter F	Ⓕ	Feiertagsfrei
S	Spätdienst	Ⓤ	Überstundenfrei
SS	versetzter S	U	Urlaub
T	Teildienst	SU	Sonderurlaub
X	Unterrichtstag	DD	Dienstbefreiung
N	Nachtdienst	K	Krankheit / Kur
		MS	Mutterschutz

Dienstzeiten
F : von 6.00 bis 13.30 Uhr
FF: von ...... bis .... Uhr
S : von 13.00 bis 20.30 Uhr
SS: von ...... bis .... Uhr

Name	Vortrag	Mo	Di	Mi	Do	Fr	Sa	So	Mo	Di	Mi	Do	Fr	Sa	So	Mo	Di	Mi	Do	Fr	Sa	So	Mo	Di	Mi	Do	Fr	Sa	So	Ist Std.	Soll Std.	Übertrag
Schwester/Pfleger		F	S	F	S	F	O	O	O	S	F	S	F	D	D	S	F	S	F	O	O	O	S	F	F	F	S	D	D		154	
Schwester/Pfleger		F	S	F	S	F	O	O	O	S	F	F	S	D	D	F	F	S	F	O	O	O	S	F	S	F	S	D	D		154	
Schwester/Pfleger		F	F	S	F	O	O	O	S	F	F	F	S	D	D	F	F	F	S	F	O	O	O	S	F	S	F	D	D		154	
Schwester/Pfleger		S	F	F	F	S	D	D	F	F	F	S	F	O	O	O	S	F	F	S	D	D	F	S	F	F	O	O	O		154	
Schwester/Pfleger		S	F	S	F	F	D	D	F	F	S	F	F	O	O	O	S	F	F	S	D	D	F	F	S	F	O	O	O		154	
Schwester/Pfleger		O	F	S	F	S	D	D	S	F	S	F	O	O	O	S	F	F	S	F	D	D	F	F	F	S	F	O	O		154	
TZ Schwester/Pfleger		F	F	O	O	F	D	D	F	F	O	O	F	O	O	F	F	O	O	F	O	O	F	F	O	O	F	O	O		97	
Schüler Kurs 1		F	F	F	X	X	D	D	F	F	O	X	X	O	O	F	F	F	X	X	D	D	F	F	O	X	X	O	O		154	
Schüler Kurs 2		X	X	O	F	F	O	O	X	X	F	F	F	D	D	X	X	O	F	F	O	O	X	X	F	F	F	D	D		154	
Schüler Kurs 3		F	X	X	O	F	O	O	F	X	X	F	F	D	D	F	X	X	O	F	O	O	F	X	X	F	F	D	D		154	
Summe F																																	
Summe S																																	

Anlage 7

St. Elisabeth Krankenhaus Mayen GmbH

Rahmendienstplan

Zeitraum vom .... bis ....

Gruppe 14

Zeichenerklärung

Bitte in Rot markieren!

F	Frühdienst	O	Frei
FF	versetzter F	Ⓕ	Feiertagsfrei
S	Spätdienst	Ⓤ	Überstundenfrei
SS	versetzter S	U	Urlaub
T	Teildienst	SU	Sonderurlaub
X	Unterrichtstag	DB	Dienstbefreiung
N	Nachtdienst	K	Krankheit / Kur
		MS	Mutterschutz

Dienstzeiten

F : von 6.00 bis 13.30 Uhr
FF: von .... bis .... Uhr
S : von 13.00 bis 20.30 Uhr
SS: von .... bis .... Uhr

Name	Vor-trag	Mo	Di	Mi	Do	Fr	Sa	So	Mo	Di	Mi	Do	Fr	Sa	So	Mo	Di	Mi	Do	Fr	Sa	So	Mo	Di	Mi	Do	Fr	Sa	So	Ist Std.	Soll Std.	Übertrag
Schwester/Pfleger		F	F	S	F	O	O	O	S	F	F	F	S	D	D	F	F	S	F	O	O	O	S	F	F	F	S	D	D		154	
Schwester/Pfleger		S	S	F	F	S	D	D	F	F	S	F	F	O	O	S	F	F	F	S	D	D	F	F	S	O	O	O	O		154	
Schwester/Pfleger		O	F	S	F	S	D	D	F	S	F	S	O	O	O	S	F	S	F	S	D	D	F	S	F	S	F	O	O		154	
Schwester/Pfleger		F	F	F	S	F	O	O	O	F	S	F	S	D	D	F	S	F	S	F	O	O	O	O	S	F	F	S	D	D		154	
Schwester/Pfleger		O	S	F	S	F	D	D	S	F	F	F	F	O	O	O	S	F	S	F	D	D	S	F	S	F	F	O	O		154	
Schwester/Pfleger		F	F	F	F	F	O	O	O	S	F	S	F	D	D	F	F	F	F	F	O	O	O	F	F	S	F	D	D		154	
Schwester/Pfleger TZ		S	F	F	F	F	O	O	O	O	O	O	O	O	O	O	O	O	O	O	O	O	O	F	F	F	F	F	D	D		77	
Schüler Kurs 1		F	F	F	X	X	O	O	F	F	O	X	X	D	D	F	F	F	X	X	O	O	F	F	O	X	X	D	D		154	
Schüler Kurs 2		X	X	O	F	F	D	D	X	X	F	F	F	D	D	X	X	O	F	F	D	D	X	X	F	F	F	O	O		154	
Schüler Kurs 3		F	X	X	O	F	D	D	F	X	X	F	F	O	O	F	X	X	O	F	D	D	F	X	X	F	F	O	O		154	
Schüler Kurs 1		F	F	F	X	X	O	O	F	F	O	X	X	D	D	F	F	F	X	X	O	O	F	F	O	X	X	D D (Gr 13)		154	
Summe F																																	
Summe S																																	

Anlage 8

St. Elisabeth Krankenhaus Mayen GmbH

Rahmendienstplan

Zeitraum vom .... bis ....

Gruppe	33

Dienstzeiten
F : von 6.00 bis 14.12 Uhr
FF: von .... bis .... Uhr
S : von 12.00 bis 20.12 Uhr
SS: von 12.48 bis 21.00 Uhr

Zeichenerklärung
Bitte in Rot markieren!

F	Frühdienst	O	Frei
FF	versetzter F	Ⓕ	Feiertagsfrei
S	Spätdienst	Ⓤ	Überstundenfrei
SS	versetzter S	U	Urlaub
T	Teildienst	SU	Sonderurlaub
X	Unterrichtstag	DB	Dienstbefreiung
N	Nachtdienst	K	Krankheit / Kur
		MS	Mutterschutz

Name	Vortrag	Mo	Di	Mi	Do	Fr	Sa	So	Mo	Di	Mi	Do	Fr	Sa	So	Mo	Di	Mi	Do	Fr	Sa	So	Mo	Di	Mi	Do	Fr	Sa	So	Ist Std.	Soll Std.	Übertrag
Schwester/Pfleger		O	O	S	S	S	D	D	S	F	F	F	F	O	O	O	O	S	S	S	D	D	S	F	F	F	F	O	O		154	
Schwester/Pfleger		S	S	O	O	S	D	D	F	F	F	F	F	O	O	S	S	O	O	S	D	D	F	F	F	F	F	O	O		154	
Schwester/Pfleger		F	F	F	F	O	O	O	O	S	S	S	D	D	F	F	F	F	O	O	O	O	S	S	S	S	D	D			154	
Schwester/Pfleger		F	F	F	F	F	O	O	O	O	S	S	S	D	D	F	F	F	F	F	O	O	O	O	S	S	S	D	D		154	
Schwester/Pfleger		F	F	F	F	F	D	D	S	S	F	O	O	O	O	F	F	F	F	D	D	S	S	F	O	O	O	O			154	
Schwester/Pfleger		O	S	S	S	F	D	D	F	F	F	F	O	O	O	O	S	S	S	F	D	D	F	F	F	F	O	O	O		154	
Schwester/Pfleger		S	F	O	F	O	O	O	F	F	F	F	F	D	D	S	F	O	F	O	O	O	F	F	F	F	F	D	D		154	
Schüler Kurs 1		F	F	F	X	X	D	D	F	F	O	X	X	O	O	F	F	F	X	X	D	D	F	F	O	X	X	O	O		154	
ZDL		F	F	F	F	F	O	O	F	F	F	F	F	D	D	F	F	F	F	F	O	O	F	F	F	F	F	D	D		154	
Schüler Kurs 3		F	X	X	O	F	O	O	F	X	X	F	F	D	D	F	X	X	O	F	O	O	F	X	X	F	F	D	D		154	
Summe F																																	
Summe S																																	

Anlage 9

St. Elisabeth Krankenhaus Mayen GmbH
Rahmendienstplan

Zeitraum vom .... bis ....

Gruppe 34

Dienstzeiten
F : von 6.00 bis 14.12 Uhr
FF: von .... bis .... Uhr
S : von 12.00 bis 20.12 Uhr
SS: von 12.48 bis 21.00 Uhr

Zeichenerklärung
Bitte in Rot markieren !

F	Frühdienst	O	Frei
FF	versetzter F	Ⓕ	Feiertagsfrei
S	Spätdienst	Ⓤ	Überstundenfrei
SS	versetzter S	U	Urlaub
T	Teildienst	SU	Sonderurlaub
X	Unterrichtstag	DB	Dienstbefreiung
N	Nachtdienst	K	Krankheit / Kur
		MS	Mutterschutz

Datum / Name	Vortrag	Mo	Di	Mi	Do	Fr	Sa	So	Mo	Di	Mi	Do	Fr	Sa	So	Mo	Di	Mi	Do	Fr	Sa	So	Mo	Di	Mi	Do	Fr	Sa	So	Ist Std.	Soll Std.	Übertrag
Schwester/Pfleger		O	O	S	S	D	D		F	F	F	F	O	O		O	O	S	S	S	D	D		F	F	F	F	O	O			154	
Schwester/Pfleger		O	S	S	S	F	D	D	F	F	F	O	O	O	O	S	S	S	F	D	D	F	F	F	O	O	O					154	
Schwester/Pfleger		F	F	F	F	O	O	O	O	S	S	S	S	D	D	F	F	F	F	O	D	D	O	S	S	S	S	D	D			154	
Schwester/Pfleger		F	F	F	F	F	O	O	O	O	S	S	S	D	D	F	F	F	F	F	O	O	O	O	S	S	S	D	D			154	
Schwester/Pfleger		S	S	F	O	O	O	O	F	F	F	F	D	D	S	S	F	O	O	O	O	F	F	F	F	D	D					154	
Schwester/Pfleger		F	F	F	F	S	D	D	S	S	F	O	O	O	O	F	F	F	S	D	D	S	S	F	O	O	O	O				154	
TZ 1 Schwester/Pfleger		S	F	F	F	F	O	O	S	F	F	F	F	D	D	O	O	O	O	O	O	O	O	O	O	O	O					77	
TZ 2 Schwester/Pfleger		O	O	O	O	O	O	O	O	O	O	O	O	O	O	S	F	F	F	F	O	O	S	F	F	F	F	D	D			77	
Schüler Kurs 2		X	X	F	F	O	O	X	X	O	F	F	D	D	X	X	F	F	O	O	X	X	O	F	F	D	D					154	
Schüler Kurs 3		F	X	X	O	F	O	O	F	X	X	F	F	D	D	F	X	X	O	F	O	O	F	X	X	F	F	D	D			154	
Schüler Kurs 1		F	F	O	X	X	D	D	F	F	F	X	X	O	O	F	F	O	X	X	D	D	F	F	F	X	X	O	O			154	
Schüler Kurs 1		F	F	F	X	X	D	D	F	F	O	X	X	O	O	F	F	F	X	X	D	D	F	F	O	X	X	O	O			154	
Summe F																																	
Summe S																																	

Anlage 10

St. Elisabeth Krankenhaus Mayen GmbH
Rahmendienstplan

Gruppe Chirurgie 33/34

Zeitraum vom .... bis ....

Dienstzeiten
F : von 6.00 bis 14.12 Uhr
M : von 7.30 bis 15.42 Uhr
S : von 12.00 bis 20.12 Uhr
SS: von 12.48 bis 21.00 Uhr

Zeichenerklärung — Bitte in Rot markieren!

F	Frühdienst	O	Frei
M	Mitteldienst	⊙	Feiertagsfrei
S	Spätdienst	Ü	Überstundenfrei
SS	versetzter S	U	Urlaub
T	Teildienst	SU	Sonderurlaub
X	Unterrichtstag	DB	Dienstbefreiung
N	Nachtdienst	K	Krankheit / Kur
		MS	Mutterschutz

Datum / Name	Vor-trag	Mo	Di	Mi	Do	Fr	Sa	So	Mo	Di	Mi	Do	Fr	Sa	So	Mo	Di	Mi	Do	Fr	Sa	So	Mo	Di	Mi	Do	Fr	Sa	So	Ist Std.	Soll Std.	Über trag
Schwester /Pfleger		O	O	S	F	S	D	D	F	F	F	S	F	O	O	O	O	S	F	S	D	D	F	F	F	S	F	O	O			
Schwester /Pfleger		S	S	F	F	S	D	D	F	S	F	O	O	O	O	S	S	F	F	F	D	D	F	S	F	O	O	O	O			
Schwester /Pfleger		M	M	M	M	D	D	F	S	F	O	O	O	O	M	M	M	M	D	D	S	F	F	O	O	O	O					
Schwester /Pfleger		S	F	F	F	S	D	D	F	S	F	O	O	O	O	S	F	F	S	F	D	D	F	S	F	O	O	O	O			
Schwester /Pfleger		O	S	F	F	F	D	D	F	F	S	F	O	O	O	O	S	F	F	S	D	D	F	F	S	F	O	O	O	O			
Schwester /Pfleger		O	O	S	F	F	D	D	S	F	F	S	F	O	O	O	O	S	F	S	D	D	F	F	F	S	F	O	O			
Schwester /Pfleger		F	F	F	S	S	D	D	F	S	F	O	O	O	O	S	F	S	F	S	D	D	F	S	F	O	O	O	O			
Schüler Kurs III		X	X	F	F	F	D	D	X	X	O	F	F	O	O	X	X	F	F	F	D	D	X	X	O	F	F	O	O			
Schüler Kurs II		F	F	S	F	F	D	D	F	F	O	F	F	O	O	F	F	S	F	F	D	D	F	F	O	F	F	O	O			
Schüler Kurs I		F	O	X	X	F	D	D	F	F	X	X	F	O	O	F	X	X	F	D	D	F	F	X	X	O	O					
Schwester /Pfleger		F	F	F	S	F	O	O	O	O	S	F	S	D	D	F	F	F	S	F	O	O	O	O	S	F	S	D	D			
Schwester /Pfleger		F	F	F	S	F	O	O	O	O	S	S	F	D	D	F	F	F	S	F	O	O	O	O	F	S	F	D	D			
Schwester /Pfleger		S	F	F	O	O	O	O	S	F	S	F	S	D	D	F	F	F	O	O	O	O	S	F	S	F	S	D	D			
Schwester /Pfleger		F	S	F	O	O	O	O	S	F	F	F	S	D	D	F	S	F	O	O	O	O	S	S	F	S	F	D	D			
Schwester /Pfleger		F	F	F	S	F	O	O	O	O	F	F	S	D	D	F	F	F	S	F	O	O	O	O	S	F	S	D	D			
Schwester /Pfleger		F	S	S	O	O	O	O	M	M	M	M	M	D	D	F	S	F	O	O	O	O	M	M	M	M	M	D	D			
Schwester /Pfleger TZ 1		S	F	S	F	O	O	O	S	F	F	S	F	D	D	O	O	O	O	O	O	O	O	O	O	O	O	O	O			
Schwester /Pfleger TZ 2		O	O	O	O	O	O	O	O	O	O	O	O	O	O	O	S	F	S	F	O	O	O	S	F	F	S	F	D	D			
Schüler Kurs III		X	X	O	F	F	O	O	X	X	F	F	F	D	D	X	X	O	F	F	O	O	X	X	F	F	F	D	D			
Schüler Kurs II		F	F	O	F	F	O	O	F	F	S	F	F	D	D	F	F	O	F	O	F	F	O	O	F	F	S	F	F	D	D			
Schüler Kurs I		F	F	X	X	O	O	O	F	F	X	X	F	D	D	F	F	X	X	O	O	O	F	O	X	X	F	D	D			
Praktikantin		F	F	F	F	F	O	O	F	F	F	F	D	D	F	F	F	F	F	O	O	F	F	F	F	D	D					

Summe F			
Summe S			
Summe M			

Anlage 11

St. Elisabeth Krankenhaus Mayen GmbH
Sonderdienste

Montag - Freitag

Zeit	6.00 – 22.00
	Essen
	Schmutzwäsche
	Frischwäsche
	Müll
	Blut/Urin
	Steri
	Berufsbekleidung
	Medikamente
	Sachbedarf
	Bettenzentrale
	Krankenblätter
	Post

Samstag/Sonntag

Zeit	6.00 – 22.00
	Essen
	Schmutzwäsche
	Müll
nur samstags 2 VK	Bettenzentrale

Pause ■

Anlage 12

St. Elisabeth Krankenhaus Mayen GmbH

Bereichsplan

Zeitraum von................bis................

Bereich				Montag	Dienstag	Mittwoch	Donnerstag	Freitag
1	Zimmer-Nr	Zimmer-Nr	Zimmer-Nr					
	Zimmer-Nr	Zimmer-Nr	Zimmer-Nr					
	sonstige Bereiche							
2	Zimmer-Nr	Zimmer-Nr	Zimmer-Nr					
	Zimmer-Nr	Zimmer-Nr	Zimmer-Nr					
	sonstige Bereiche							
3	Zimmer-Nr	Zimmer-Nr	Zimmer-Nr					
	Zimmer-Nr	Zimmer-Nr	Zimmer-Nr					
	sonstige Bereiche							
AD								

Projektbericht zum Modellvorhaben zur Verbesserung der Arbeitsbedingungen in der Krankenpflege am Krankenhaus der Barmherzigen Brüder in Trier

Von Aloys Adler und Michael Ernsdorf

Inhaltsverzeichnis:
1. Beschreibung der Ausgangssituation
1.1 Beschreibung des Krankenhauses
2. Erwartungen an die Modellmaßnahmen
3. Ziele der Maßnahmen
3.1 5-Tage-Woche
3.2 Angebot von Mutter-Kind-freundlichen Arbeitszeiten
3.3 Umsetzung der Bereichspflege
3.4 Intensivierung des Pflegeprozesses
3.5 Optimierung des Rahmenorganisationsablaufes
3.6 Abbau von nicht pflegespezifischen Aufgaben
4. Modellbeschreibung
4.1 Planung
4.2 Fragebogen
4.3 Auswertung des Fragebogens
4.4 Probleme und Hindernisse
4.5 Organisation
4.5.1 Mitarbeiter des Projekts
4.5.2 Fortbildungen und Informationsveranstaltungen
4.5.3 Mitarbeiter zur Beratung und Umsetzung
4.5.4 Arbeitsgruppen
5. Auswertung
5.1 Ergebnis
5.2 Forderungen und Hinweise
6. Perspektiven für Theorie und Praxis
7. Kosten und Nutzen für das Krankenhaus

1. Beschreibung der Ausgangssituation

Die Entscheidung, bestimmte Maßnahmen zur Verbesserung der Arbeitsbedingungen im Krankenpflegedienst umzusetzen, reifte in einer Zeit (2. Halbjahr 1991), da in den Medien der Pflegenotstand ausgerufen war und die Arbeitszufriedenheit im Krankenpflegedienst – auch in unserem Krankenhaus – sehr schlecht war. Arbeitsbedingungen, Bezahlung und organisatorische Abläufe wurden kritisiert. Zudem mußten wir damit rechnen, daß aufgrund der demographischen Entwicklung die Zahl der jungen Menschen sinkt, die sich für den Pflegeberuf entscheiden.

Zwar waren im Brüderkrankenhaus Trier immer alle Planstellen besetzt, doch mußten wir 1991 101 Personen im Krankenpflegedienst, bedingt durch Fluktuation (73 Personen) und die Neueinrichtung der Kardiochirurgie (28 Personen), einstellen. Bei erfahrungsgemäß ca. 80 zu erwartenden Bewerbungen in 1991 drohte demzufolge eine Unterdeckung, so daß wir auch vom Management her gezwungen waren, zu agieren.

Die Frage für uns war: „Ist der Pflegenotstand bzw. der Notstand in der Pflege noch abzuwenden? Was kann angesichts dieser Situation unternommen werden?"

Die Landespflegekonferenz für das Land Rheinland-Pfalz hat hier einige Vorschläge unterbreitet:

Danach ist zum einen dafür zu sorgen, daß die Arbeit von Schwestern und Pflegern angemessen vergütet wird. In den letzten zwei Jahren haben die Tarifparteien in dieser Beziehung einiges verbessert.

Zum andern ist – neben diesen externen Maßnahmen – jedoch im Krankenhaus etwas zu bewegen, um die Arbeitsbedingungen zu verbessern:
- Arbeitsabläufe, organisatorische Rahmenbedingungen sind zu optimieren,
- nicht-pflegespezifische Aufgaben sind abzubauen,
- flexiblere Arbeitszeiten sind einzuführen,
- die Arbeitszeit muß „Mutter-Kind"- bzw. „familienfreundlich" ausgerichtet werden,
- die pfegerische Betreuung der Patienten muß unter ganzheitlichen Aspekten erfolgen.

Aber auch schon vor der Diskussion um Pflegenotstand und Modellmaßnahmen gab es im Brüderkrankenhaus Trier Bemühungen, die Arbeitsbedingungen in der Krankenpflege zu verbessern:
- Die zentralen Dienste (Hol- und Bringdienste) wurden weitgehend ausgebaut, um die Pflege von nicht-pflegespezifischen Aufgaben zu entlasten.
- Kontinuierliche Fort- und Weiterbildung des Pflegepersonals (nicht nur in fachlicher Hinsicht) wurde durchgeführt.
- I. v.-Injektionen und Blutentnahmen in den konservativen Disziplinen wurden wieder vom ärztlichen Dienst vorgenommen.
- Weiterbildungsmöglichkeiten im Hause wurden geschaffen (Fachschwester/Fachpfleger für Anästhesie und Intensivmedizin; Fachpfleger/Fachschwester für Op-Dienst).
- Das Dokumentationssystem „Optiplan" wurde in allen Stationen eingeführt.
- In vier Stationen wurde die Funktionspflege zugunsten einer Bereichspflege umorganisiert.
- In den Intensivstationen und der Dialysestation wurde die 5-Tage-Woche eingeführt.
- Pflegedienstassistentinnen (Stationssekretärinnen) wurden im Jahr 1991 in vier Stationen eingesetzt (Entlastung der Pflege von administrativen Tätigkeiten).
- In einer neurologischen Station wurde ab 1. April 1991 die 5-Tage-Woche eingeführt.
- Für neue Mitarbeiter im Pflegedienst wurde ein Einführungstag konzipiert.

1.1 Beschreibung des Krankenhauses

Neben den Bettenabteilungen verfügt das Brüderkrankenhaus über eine zentrale Röntgenabteilung mit Computertomographie, Kernspintomographie und DSA (Digitale Subtraktionsangiographie), eine Nuklearmedizinische Abteilung, eine Kardiodiagnostik mit Linksherzkatheter-Meßplatz, ein Zentrallabor, eine Apotheke, zwei physikalische (Balneologie und Elektrotherapie) und krankengymnastische Abteilungen sowie über 14 Op-Säle.

Des weiteren sind am Krankenhaus der Notarztwagen stationiert sowie auch ein Hubschrauberlandeplatz angelegt.

Als akademisches Lehrkrankenhaus der Johannes-Gutenberg-Universität Mainz werden jährlich ca. 40 Studenten im Praktischen Jahr ausgebildet; diese legen auch ihr Examen im Brüderkrankenhaus ab. Dem Krankenhaus sind sechs verschiedene Schulen angegliedert, wobei es den im schulischen Bereich tätigen Ordensangehörigen wie auch Laienkräften Verpflichtung ist, neben der Vermittlung der jeweils neuesten fachlichen Kenntnisse, auch christliche Wertvorstellungen zu vermitteln, um so insgesamt ein auf hohem pflegerischem Niveau stehendes Angebot unterbreiten zu können.

Bei den Schulen handelt es sich im einzelnen um:
- Krankenpflegeschule
- Schule für Krankenpflegehilfe
- Krankengymnastikschule
- Massageschule
- Anästhesie-, Intensivpflegeschule
- Op.-Schule

Im Brüderkrankenhaus sind insgesamt 1300 Mitarbeiter beschäftigt, dies entspricht 945 Vollkräften. Sie verteilen sich wie folgt:
- Ärztlicher Dienst 114 Vollkräfte
- Pflegedienst 336 Vollkräfte ab 1. Oktober 1991 170 Schüler (bei Anrechnung 7:1)
- Funktionsdienst 85 Vollkräfte
- Medizinisch-technischer Dienst 125 Vollkräfte
- Klin. Hauspersonal 53 Vollkräfte
- Wirtschafts- uund Versorgungsdienst 118 Vollkräfte
- Technischer Dienst 22 Vollkräfte
- Verwaltungsdienst 22 Vollkräfte
- Sonderdienst 5 Vollkräfte
- Personal der Ausbildungsstätten 17 Vollkräfte
- Auszubildende 20 Vollkräfte

Der Krankenpflegedienst ist wie folgt organisiert: Pflegedienstleitung und stellvertretende Pflegedienstleitung sind den 25 Stationsleitungen vorgesetzt, die ihrerseits ihre Stationen selbständig organisieren. Das gleiche gilt für die Funktionsabteilungen, Zentral-Op. mit acht Sälen, Kardiotechnik, Augen-Op., Zentralsterilisation, Chirurgische, Orthopädische und Urologische Ambulanz und EKG.

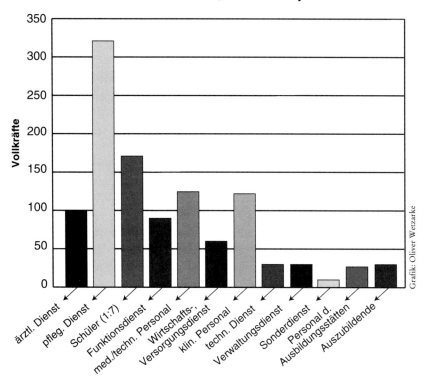

Der Nachtdienst wird teils von den Stationen, teils von der Pflegedienstleitung zentral organisiert.

2. Erwartungen an die Modellmaßnahmen

Folgende Erwartungen hatte der Krankenpflegedienst vor Beginn der Modellmaßnahmen:
- Umsetzung eines neuen Dienstzeitmodells
- Einführung der 5-Tage-Woche mit veränderter Tagesarbeitszeit (Kernarbeitszeit) und Mutter-Kind-freundlichen Arbeitszeiten
- Umsetzung einer bereichsorientierten ganzheitlichen Krankenpflege
- Optimierung der Rahmenorganisation durch Entwicklung einer Stationsordnung (Abstimmung der verschiedenen Dienste mit den

Arbeitsabläufen sowie Abstimmung stationärer Dienste und Funktionsdienste)
- Intensivierung des Pflegeprozesses durch Einführung der Pflegeanamnese (Stammblatt) und Dokumentation der Pflegemaßnahmen mittels Dokumentationsstandard
- Abbau nicht-pflegespezifischer Aufgaben durch den Einsatz von Stationssekretärinnen zur Verlagerung administrativer Aufgaben (in zehn Stationen).

Zur Umsetzung dieser Maßnahmen gingen wir von einem personellen Mehrbedarf von 26 Vollkräften aus, wovon fünf Vollkräfte auf die Schüleranleitung und eine Vollkraft auf die Hygiene entfiel. Der Krankenhausträger war bereit, die Finanzierung von 3,2 Vollkräften selbst zu übernehmen, so daß insgesamt nur 22,8 Vollkräfte von den Kostenträgern zu finanzieren waren.

Zur Anschaffung von Geräten und Hilfsmitteln, zur Entlastung der Pflege sowie der Optimierung der Hygiene hat das Ministerium für Arbeit, Soziales, Familie und Gesundheit Fördermittel in Höhe von 476.000 DM gewährt. Hiermit wurden Pflegewagen, elektrische Fieberthermometer, magnetische Plantafeln, Patientenlifter, Steckbeckenspülen, Recyclingsammler usw. gekauft.

3. Ziele der Maßnahmen
3.1 Projektmaßnahme: 5-Tage-Woche

Ausgangssituation/Istzustand
- 5,5-Tage-Woche auf allen Stationen außer
  auf vier Stationen bereits 5-Tage-Woche umgesetzt
- fester Wechsel zwischen Früh- und Spätdienst
  6 Uhr – 14 Uhr,
  13.30 Uhr – 21 Uhr

- Nachtwachendienst
  ca. 50 Prozent von Station gestellt,
  ca. 50 Prozent feste Nachtwachen
  Wechselschicht auf den Intensivstationen

Ziele der Maßnahmen

IST ☹   SOLL

IST	SOLL
5,5-Tage-Woche	5-Tage-Woche
fester Wechsel Früh- & Spätdienst	flexible Arbeitszeiten Verlagerung von Tätigkeiten in eine physiologische Kernarbeitszeit
Vollzeitbeschäftigung	Voll- und Teilzeitbeschäftigung, Mutter-Kindfreundliche Arbeitszeiten, Öffnungszeiten der KH-eigenen Kita 7.30 - 17.00 Uhr
hierarchisch strukturierte Funktionspflege	Umsetzung der Bereichspflege, ganzheitliche Pflege, orientiert an den ATL's, mehr Eigenständigkeit,-verantwortung,Zufriedenheit der MA im PD
keine umfassende Dokumentation	Intensivierung der Dokumentation mit OPTI-PLAN, verbesserte Pflegeplanung
Rahmenablauforganisation orientiert sich an Funktions-, Diagnostikabteilungen	verbesserte Patientenversorgung durch Orientierung an normalen Tagesrhythmus Abstimmung der stationsbezogenen mit außerstationären Bereichen, optimierte Patiententransporte durch geplante Anforderungen (Formularwesen)
Anfall von nicht pflegespezifischen Tätigkeiten	Verlagerung von administrativen, pflegebezogenen Tätigkeiten (Schreibdienst) auf andere Berufsgruppen (Pflegesekretärin)

Grafik: Oliver Wetzarke

- Eine Pilotstation schon vorhanden
  Arbeitszeitmodell: Kernarbeitszeit umgesetzt,
  Verknüpfung von Voll- und Teilzeitbeschäftigung umgesetzt

Projektsoll/Ziele

- Einführung der 5-Tage-Woche im gesamten allgemeinen Pflegebereich
- Verknüpfung von sinnvoller Voll- und Teilzeitbeschäftigung, bei Angebot von Kernarbeitszeit und unterschiedlichen Arbeitszeitmodellen unter der Zielvorgabe:
  – Erhaltung und Verbesserung der Kontinuität der Pflege/Pflegequalität
  – Erhöhung der Attraktivität für das Pflegepersonal
  – Erbringung einer planvollen, ökonomischen Pflegeleistung (Abbau von Arbeitsspitzen, sinnvolle patientenorientierte Arbeitsverlagerung)

3.2 Projektmaßnahme: Angebot von Mutter-Kind-freundlichen Arbeitszeiten

Ausgangssituation/Istzustand

- Regelmäßiger Früh- und Spätdienst auf allen Stationen (Beginn 6 Uhr morgens; Ende: 21 Uhr abends)
- Öffnungszeiten des krankenhauseigenen Kindergartens/Kinderhortes St. Monika: 7.30 Uhr bis 17 Uhr
- Dadurch keine Mutter-Kind-freundliche Arbeitszeit in großen Teilen des Pflegedienstes

Projektsoll/Ziele

- Weitgehende Verlagerung der Arbeitszeiten von sehr frühen und sehr späten Dienstzeiten zu Kernarbeitszeiten (8 Uhr bis 16.30 Uhr)
- Damit weitgehende Orientierung der Arbeitszeiten an der jetzigen Öffnungszeit des Kindergartens/Kinderhortes (eine Öffnung des Kindergartens/Kinderhortes von 6 Uhr bis 21 Uhr halten wir nicht für kindgerecht)

- Dadurch Notwendigkeit von flexibleren Arbeitszeitmodellen
- Denkbar sind auch Kooperationsmodelle mit wohnortnahen Kindergärten/Kinderhorten, damit eine wohnortnahe soziale Integration der Kinder gewährleistet bleibt.

3.3 Projektmaßnahme: Umsetzung der Bereichspflege

Ausgangssituation/Istzustand

- Weitgehend hierarchisch strukturierte Funktionspflege
- Im Bereich von fünf Stationen sind Teilaspekte der Bereichspflege umgesetzt (im Intensivbereich/Dialysebereich, Zimmerpflege)

Projektsoll/Ziel

- Umsetzung der Bereichspflege orientiert an der Pflegeintensität in allen Pflegeabteilungen des Krankenhauses unter der Zielvorgabe:
  Umsetzung der ganzheitlichen, umfassenden Pflege, orientiert an den ATL's
  mehr Eigenständigkeit, Eigenverantwortung und Zufriedenheit für den Pflegedienstmitarbeiter
  ökonomische Gestaltung von Pflegearbeitsabläufen

3.4 Projektmaßnahme: Intensivierung des Pflegeprozesses

Ausgangssituation/Istzustand

Derzeit noch keine umfassende Dokumentation des Pflegeprozesses (Auflistung von Pflegemaßnahmen und Erstellen eines Pflegeberichtes). Implementiert ist jedoch bereits das Dokumentationssystem „Optiplan".

Projektsoll/Ziele

Intensivierung des Pflegeprozesses durch eine verbesserte Pflegeplanung entsprechend den folgenden Teilschritten:
Pflegeanamnese (Stammblatt)
Pflegeprobleme/Ressourcen
Pflegemaßnahmen
Pflegebeurteilung
Pflegedokumentation
Dadurch eine patientenorientierte, ganzheitliche Pflege.

3.5 Projektmaßnahme: Optimierung des Rahmen-Organisationsablaufes

Ausgangssituation/Istzustand

- Rahmenablauforganisation orientiert sich sehr stark an der Medizin und an den Funktionsabteilungen (Röntgen, Ultraschall usw.), dadurch:
- geringe Planungsressourcen für den Pflegedienst,
- nicht ausreichende Berücksichtigung der Patientenbedürfnisse.

Projektsoll/Ziele

Die Dienstzeiten sollten so gestaltet werden, daß eine gute Patientenversorgung, orientiert am normalen Tagesrhythmus von Patienten, möglich ist und weiterhin eine mitarbeiterorientierte, individuelle Dienstplanung umgesetzt werden kann.

Das bedeutet:
- Zeitliche Abstimmung der Tätigkeiten verschiedener Personalgruppen auf den Stationen (Pflegedienst, ärztlicher Dienst, Krankengymnastik, Reinigungsdienst, Essen)
- Abstimmung der stationsbezogenen Tätigkeit mit den außerstationären Bereichen (Diagnostikabteilung, Operationsabteilung, Verwaltung, Konsildienste, physikalische Therapie usw.) durch Bildung von interdisziplinären Arbeitsgruppen.

- Essenszeiten der Patienten orientiert am normalen Tagesrhythmus (Frühstück: ca. 8 Uhr, Mittagessen: ca. 12 Uhr, Abendessen: ca. 18.30 Uhr)
- Kernarbeitszeit (Hauptanwesenheitszeit) zwischen 8 Uhr und 16.30 Uhr; minimale Anwesenheit zwischen 6 Uhr und 8 Uhr sowie zwischen 16.30 Uhr und 21 Uhr (reduzierter Frühdienst bzw. reduzierter Spätdienst)
- Abstimmung der Dienstzeiten von Küche und Cafeteria auf diese Rahmenorganisationsabläufe
- Möglichkeit von unterschiedlichen Arbeitszeitmodellen und flexible Arbeitszeitgestaltung sowie effektiver Einsatz von Teilzeitkräften

3.6 Projektmaßnahme: Abbau von nicht-pflegespezifischen Aufgaben

Ausgangssituation/Istzustand

Trotz eines weitgehenden Angebotes von zentralen Diensten im Krankenhaus (Hol- und Bringedienst, Apotheke, Betten, Küchenanforderung, Zentralsterilisation, Einkauf, Abfall, Wäscheversorgung, Essen) bleibt immer noch ein Anfall von nicht-pflegespezifischen Tätigkeiten (z. B. Aufrüsten von Nachtschränken, administrative Tätigkeiten u. ä.).

Projektsoll/Ziele

- Verlagerung von administrativen, pflegebezogenen Tätigkeiten – insbesondere Schreibdienst – auf andere Berufsgruppen (Pflegesekretärin), wobei Pflegesekretärinnen bereits – mit guten Erfahrungen – auf mehreren Stationen eingesetzt werden.
- Optimierung der Patiententransporte durch geplante Untersuchungsanforderung.
- Verlagerung weiterer berufsfremder Tätigkeiten auf entsprechende Berufsgruppen (z.B. Reinigungsdienst).

4. Modellbeschreibung
4.1 Planung

Am 18. Oktober 1991 erhielt jeder Mitarbeiter/in des Krankenpflegedienstes einen Fragebogen. Von dem Ergebnis der Auswertung versprachen sich die Hausleitung, Pflegedienstleitung und Mitarbeitervertretung Aufschluß darüber zu erhalten, ob die Mehrheit der Mitarbeiter/innen die geplanten Projektmaßnahmen mittragen. Der Fragebogen sollte bis zum 13. 11. 1991 zurückgeschickt werden.

4.2 Fragebogen
Folgende Fragen wurden gestellt:

1. Angaben zur Person:

    Geschlecht: weiblich
                    männlich

    Alter: Jahre
    Berufsjahre: Jahre

    jetziger Einsatzbereich: konservative Fachdisziplin
                                operative Fachdisziplin

    Berufsausbildung: dreijährige Krankenpflegeausbildung
                        einjährige Krankenpflegeausbildung
                        Krankenpflegeschüler/in
                        Sonstiges

    Weiterbildung: zur Stationsleitung
                    zur Fachkrankenschwester/pfleger
                    Anästhesie, Intensiv, Op.-Dienst

    Welchen Aussagen stimmen Sie zu?
    Bitte entsprechenden Buchstaben ankreuzen:
    a = trifft zu, b = trifft teilweise zu, c = trifft nicht zu

2. Angaben zur Arbeitszeit:

2.1
   Die z. Zt. praktizierte 5,5-Tage-Woche mit wechselndem Früh- und Spätdienst ist für mich ideal (a b c)

2.2 Ich bin für die Einführung der 5-Tage-Woche (a b c)
Sollten Sie sich für „trifft nicht zu" entschieden haben, wäre es für uns wichtig, Ihre Gründe zu wissen, um diese berücksichtigen zu können. Nennen Sie bitte mögliche Gründe:

2.3 Ich kann mir vorstellen, auch in anderen Dienstzeiten zu arbeiten, z. B. F2: 7.30 Uhr – 15.42 Uhr
S1: 11.00 Uhr – 19.12 Uhr (a b c)

2.4 Ein Angebot von Mutter-Kind-freundlichen Arbeitszeiten finde ich sinnvoll (a b c)

2.5 Wenn ich innerhalb von 14 Tagen nur 10 Tage arbeite, wäre ich einverstanden, daß mir die gearbeiteten Feiertage ausbezahlt würden. (anstatt Freizeitausgleich) (a b c)

2.6 Eine 30-minütige Pause im F1-Dienst (5.48 Uhr-14 Uhr) finde ich ausreichend. (a b c)

3. Angaben zur Pflegeorganisation:

3.1 Die hier praktizierte funktionale Pflege finde ich sinnvoll und gut. (a b c)

3.2 Ich kann mir vorstellen, eigenverantwortlich eine kleine Patientengruppe umfassend zu versorgen. (a b c)

3.3 Die jetzige Pflegeorganisation finde ich patientenorientiert. (a b c)

4. Angaben zum Pflegeprozeß:

4.1 Unsere jetzigen Pflegeleistungen berücksichtigen bereits alle Patientenbedürfnisse. (a b c)

4.2 Ich empfinde „Optiplan" als eine gute Möglichkeit Pflege zu planen und zu dokumentieren. (a b c)

4.3 Ich kann mir vorstellen, Pflege im Sinne des Pflegeprozesses individuell zu planen und durchzuführen. (a b c)

4.4 Die Anwendung des Pflegeprozesses könnte Pflege und Pflegewirkung einsichtiger und nachvollziehbarer gestalten. (a b c)

4.5 Die Umsetzung des Pflegeprozesses hilft beim Abbau der „fallbezogenen" Patientenbetrachtung und fördert die ganzheitliche Betrachtungsweise. (a b c)

5. Angaben zur Rahmenorganisation:

5.1 In unserem Krankenhaus sind alle Dienste gut aufeinander abgestimmt. (a b c)

5.2 Ich kann mir vorstellen, daß sich alle betroffenen Dienste absprechen können und Rücksicht auf die Bedürfnisse des Patienten und des Krankenpflegedienstes nehmen können. (a b c)

5.3 Die Hausleitung sollte einen Krankenhaus-Rahmen-Organisationsplan mit allen beteiligten Berufsgruppen und Betriebsstätten erstellen und auf dessen Einhaltung achten. (a b c)

6. Angaben zur Schüleranleitung:

6.1 Die praktische Krankenpflegeausbildung in unserem Hause finde ich gut. (a b c)

6.2 Krankenpflegeschüler/innen müßten bewußter und gezielter angeleitet werden. (a b c)

6.3 Ich engagiere mich gerne bei der Schüleranleitung. (a b c)

7. Allgemeine Angaben zu den Projekten:

7.1 Meiner Meinung nach sollten die angestrebten Projekte möglichst bald umgesetzt werden. (a b c)

7.2 Ich bin dabei. (a b c)

7.3 Um die Ziele zu erreichen, müssen am meisten umdenken:
– der Krankenpflegedienst (a b c)
– die Ärzte (a b c)
– die Funktionsabteilungen (a b c)
– die Hausleitung (a b c)

7.4 Persönliche Anregungen:

4.3 Auswertung des Fragebogens

Am 21. November 1991 war die Fragebogenaktion ausgewertet. Das Ergebnis wurde – wie folgt zusammengefaßt – jedem/r Mitarbeiter/in zur Kenntnis gegeben:

1. Angaben zur Person
Zurückgeschickt wurden 164 Fragebögen. Dies entspricht 25 Prozent. Das Durchschnittsalter der antwortenden Mitarbeiter lag bei 31 Jahren.
Die durchschnittliche Berufspraxis bei 9,3 Jahren.

2. Angaben zur Arbeitszeit
Der z. Zt. wechselnde Früh- und Spätdienst wird nur von zehn Prozent der Mitarbeiter als ideal empfunden. Für andere Dienstzeiten und die Einführung der 5-Tage-Woche spricht sich der Großteil der Mitarbeiter aus. Lediglich drei Prozent sind gegen die Einführung der 5-Tage-Woche und zehn Prozent gegen andere Dienstzeiten. Sinnvoll finden fast alle (außer zwei Mitarbeitern) ein Angebot von Mutter-Kind-freundlichen Arbeitszeiten.
49 Prozent der Mitarbeiter sind dagegen, daß gearbeitete Feiertage ausgezahlt werden.
30 Minuten Pause im Frühdienst reichen 64 Prozent der Mitarbeiter aus. 17 Prozent wünschen sich eine längere Pause.

3. Angaben zur Pflegeorganisation
Nur sieben Prozent unserer Mitarbeiter finden unsere funktionale Pflege sinnvoll und gut. 82 Prozent können sich vorstellen, eine kleine Patientengruppe umfassend zu versorgen. „Die heutige Pflegeorganisation ist patientenorientiert" sagen nur neun Prozent.

4. Angaben zum Pflegeprozeß
51 Prozent der Mitarbeiter sind der Meinung, daß die jetzigen Pflegeleistungen die Patientenbedürfnisse nicht berücksichtigen. 63 Prozent empfinden „Optiplan" als eine gute Möglichkeit, Pflege zu planen und zu dokumentieren. 80 Prozent können sich vorstellen Pflege zu planen und sind auch überzeugt davon, daß die Pflegewirkung einsichtiger und nachvollziehbarer wird.
71 Prozent sind der Meinung, daß durch die Umsetzung des Pflegeprozesses die ganzheitliche Betrachtungsweise gefördert wird.

5. Angaben zur Rahmenorganisation
Lediglich drei Prozent unserer Mitarbeiter glauben, daß die Dienste in unserem Krankenhaus gut aufeinander abgestimmt sind. 54 Prozent glauben, daß dies aber in Absprache mit den betroffenen

Diensten möglich wird und 82 Prozent empfehlen der Hausleitung einen Rahmenorganisationsplan zu erstellen und auf dessen Einhaltung zu achten.

6. *Angaben zur Schüleranleitung*
Nur zehn Prozent finden die praktische Krankenpflegeausbildung in unserem Krankenhaus gut. 82 Prozent sind der Meinung, daß die Auszubildenden bewußter und gezielter angeleitet werden müßten.
Nur zwei Prozent der Mitarbeiter wollen sich nicht bei der Schüleranleitung engagieren.

7. *Allgemeine Angaben zu den Projekten*
87 Prozent möchten die angestrebten Projekte möglichst bald umsetzen, lediglich zwei Mitarbeiter sind dagegen.
Am meisten umdenken müßten die Ärzte, gefolgt von den Funktionsabteilungen, dann die Hausleitung und am wenigsten der Krankenpflegedienst.

4.4 Probleme und Hindernisse

Folgende Bedenken wurden von Mitarbeitern/innen des Pflegedienstes und des ärztlichen Dienstes formuliert:

- Daß personelle Engpässe außerhalb der Kernarbeitszeit und bei Krankheitsausfällen des Personals auftreten können.
- Da die Kernarbeitszeit um 7.30 Uhr beginnt, würden sie in Zukunft in der Rush-Hour zum Dienst kommen müssen und dadurch bedingt, öfter im Stau stehen.
- Die Patienten würden vernachlässigt.
- Die Schichtzulage ginge verloren.
- Das Dienstende im Spätdienst (21.10 Uhr) wäre vielen zu spät.
- Es zeigte sich bei den einzelnen Projektmaßnahmen, daß eingefahrene langjährige Strukturen nur schwer zu verändern waren und Umorganisationen nur langsam und mühsam von den Mitarbeitern aller Berufsgruppen (und hier insbesondere auch der eigenen Berufsgruppe) akzeptiert wurden.

4.5 Organisation
4.5.1 Mitarbeiter des Projekts

Hausintern wurde ein Projektteam installiert und mit der Umsetzung der angestrebten Ziele beauftragt. Ständig begleitet wurden Projektleitung und Projektteam vom Leiter des Referates Kranken- und Altenpflege unseres Krankenhausträgers. Mit der Projektleitung wurde der Pflegedienstleiter und dessen Stellvertreter beauftragt. Zum Projektteam gehörten zehn examinierte Krankenpflegekräfte, der stellvertretende ärztliche Direktor, der Verwaltungsdirektor und der Bruder Superior als Trägervertreter. Das Projektteam wurde bei entsprechendem Handlungsbedarf durch die betroffenen Stationsleitungen, die betroffenen Ärzte, insbesondere Chefärzte, die betroffenen Funktionsabteilungen, die Mitarbeitervertretung und die Krankenpflegeschule erweitert.

4.5.2 Fortbildungen und Informationsveranstaltungen

Die Projektleitung organisierte folgende projektbezogene Fortbildungs- und Informationsveranstaltungen in den Jahren 1991, 1992 und 1993 für den Krankenpflegedienst und den ärztlichen Dienst:

19.03.1991	Thema „Bereichspflege"
07.08.1991	Thema „5-Tage-Woche"
08.08.1991	Thema „5-Tage-Woche"
18.10.1991	Thema „Projektmaßnahme Bereichspflege" 5-Tage-Woche, Rahmenorganisation
28./29.10.91	Je eine Ganztagesveranstaltung über das gesamte Modellprojekt für alle Mitarbeiter des Hauses
06.11.1991	Thema „Dienstzeitmodell"
11.11.1991	Thema „Dienstzeitmodell"
12.11.1991	Thema „Dienstzeitmodell"
18.11.1991	Modellmaßnahme wurde vorgestellt für die Leitung der Funktionsabteilungen zwecks Verbesserung der Rahmenorganisation

04.12.1991	Projektumsetzung 5-Tage-Woche, Bereichspflege, Verbesserung des Pflegeprozesses
17.12.1991	Information aller Ärzte im Brüderkrankenhaus Trier über Projektmaßnahmen Bereichspflege, 5-Tage-Woche, Verbesserung der Rahmenorganisation, Pflegeprozeß
12.02.1992	Fortbildung Bereichspflege, Fortbildung 5-Tage-Woche
11.03.1992	Fortbildung Bereichspflege, Fortbildung 5-Tage-Woche
27.04.1992	Fortbildung Pflegestandards, Pflegeprozeß
25.06.1992	Fortbildung Intensivierung des Pflegeprozesses
23.07.1992	Fortbildung Intensivierung des Pflegeprozesses
05.10.1992	Stationsleitungen/Stellvertretungen 10.00 – 17.00 Uhr ganztägig PPR-Pflegeprozeß, 18.00 – 20.30 Uhr PPR-Nachtwachen
7.10.1992	10.00 – 12.30 Uhr PPR-Pflegeprozeß, 13.30 – 16.00 Uhr PPR-Pflegeprozeß, 16 Uhr-18.30 Uhr PPR-Pflegeprozeß
12.10.1992	18.00 – 20.30 Uhr PPR-Pflegeprozeß Nachtwachen
27.10.1992	17.00 Uhr PPR-ärztlicher Dienst
28.10.–6.11.92	Täglich EDV-Schulung Pflegepersonal (Dauer zwei Stunden), 8.00 – 10.00 Uhr, 10.00 – 12.00 Uhr, 13.00 – 15.00 Uhr, 15.00 – 17.00 Uhr
4.11.1992	10.00 – 12.00 Uhr PPR-Pflegeprozeß, 14.00 – 16.00 Uhr PPR
9.–13.11.1992	Täglich EDV-Schulung Nachtwachen 16.30 – 18.30 Uhr
17.11.–1.12.92	Täglich EDV-Schulung Nachtwachen 16.30 – 18.30 Uhr
1.-8.12.1992	Täglich EDV-Schulung Nachtwachen 16.30 – 18.30 Uhr

In der Zeit vom 1.1.1993 bis 31.3.1993 wurden kontinuierlich auf allen Allgemeinpflegestationen mittags von 13.00 bis 14.00 Uhr Informationsveranstaltungen zum Thema Pflegeprozeß, Stammblatt und Dokumentation durchgeführt.

Zur Verbesserung der Rahmenorganisation wurden in den Jahren 1992/93 mehrere Workshops verschiedenster Fachabteilungen (Zusammenarbeit ärztlicher/pflegerischer Dienst) durchgeführt.

Am 28.6.1993 und 1.7.1993 von je 10.30 – 13.00 Uhr Fortbildung, 14.00 – 16.30 Uhr Dokumentationsstandard.

4.5.3 Mitarbeiter zur Beratung und Umsetzung

In der Pflegedienstleitung wurden aufgrund der PPR-Anhaltszahlen zwei zusätzliche Stellen geschaffen. Die beiden hierfür gewonnenen Mitarbeiter wurden gezielt als Mitarbeiter und Berater zur Umsetzung der Projektmaßnahmen in den Allgemeinpflegestationen eingesetzt.

4.5.4 Arbeitsgruppen

Zum Zwecke einer besseren Koordination zwischen Stationen und Funktionsdiensten wurden eigene Arbeitsgruppen gebildet. Es entstanden die Arbeitsgruppen Röntgen, Nuklearmedizin und EKG. Die Anforderungsscheine wurden so verändert, daß es möglich wurde, anzukreuzen, ob der Patient transportpflichtig ist oder nicht. So wurde es möglich, daß Patienten, die gefahren werden müssen, von den Funktionsabteilungen erst ab etwa 10.00 Uhr abgerufen werden, während alle gehfähigen Patienten zuerst untersucht werden. So ist es möglich, daß im Rahmen der Kernarbeitszeit und Bereichspflege die Grundpflege bis 10.00 Uhr durchgeführt werden kann.

5. Auswertung

Wir stellten fest, daß nach anfänglichen Anlaufschwierigkeiten bei allen Mitarbeitern durch die Gesamtmaßnahme die Arbeitszufriedenheit im Pflegebereich sehr gestiegen ist. Ein prägnantes Anzeichen dafür ist, daß die Bewerbungen um ein Vielfaches zugenommen haben.

Eine positive Folge davon ist, daß alle Planstellen besetzt werden konnten, was auch auf die flexiblen Rahmenbedingungen bei der Dienstplangestaltung zurückzuführen ist.

Großen Anteil haben hier vor allen Dingen die Veränderungen im Freizeitbereich der Pflegekräfte, da innerhalb von 14 Tagen – neben einem freien Wochenende – zwei weitere zusammenhängende freie Tage gewährt werden können.

In den Stationen wird bereichsorientiert (zumindest während der Kernarbeitszeit) gepflegt. Für die Stationen wurden Magnettafeln angeschafft, die die Bereichsaufteilung und pflegerische Besetzung auch optisch verdeutlichen.

So ist es insbesondere für den ärztlichen Dienst möglich, die entsprechende Bereichsschwester anzusprechen.

Die Pflegedokumentation wurde um das Patientenstammblatt erweitert. So ist es möglich, eine Pflegeanamnese zu erheben, um hieraus Pflegeziele festzulegen.

Eine Arbeitsgruppe „Dokumentationsstandard" hat ein neues Kurvenblatt entwickelt. So wird die Pflegedokumentation wesentlich erleichtert, weil die meisten Routinetätigkeiten nur noch mit Handzeichen festgehalten werden.

Der Dokumentation liegen Pflegestandards zugrunde, die parallel in einer Arbeitsgruppe „Pflegestandard" erstellt wurden.

Die Arbeitsgruppe „Pflegehilfsmittel" entscheidet über die Qualität der Neuanschaffungen, so daß eine möglichst große Akzeptanz der zur Anwendung kommenden Hilfsmittel gewährleistet ist.

5.1 Als Ergebnis kann festgehalten werden:

- Die Arbeitszufriedenheit der Mitarbeiter ist durch die 5-Tage-Woche und die flexibleren Rahmenbedingungen deutlich gestiegen.
- Die Bewerberzahlen haben zugenommen, alle Planstellen sind besetzt.
- Die Qualität der pflegerischen Versorgung wurde durch die Umsetzung einer bereichsbezogenen ganzheitlichen Patientenbetreuung mit Verbesserung der Pflegequalität bei Umsetzung des Pflegeprozesses (orientiert an den Aktivitäten des täglichen Lebens) entschieden verbessert.
- Die Bereichspflege ist nicht immer möglich. An Wochenenden und außerhalb der Kernarbeitszeit wird überwiegend funktional gepflegt.
- Die Rahmenorganisation innerhalb des Krankenhauses muß auch weiterhin ständig optimiert werden.
- In drei von zehn Stationen (drei kleinere Stationen) haben sich die Stationssekretärinnen nicht bewährt.

Hier wird von seiten des pflegerischen Teams eine Krankenschwester bevorzugt, weil das Besetzen des Wochenendes wichtiger erscheint als die Besetzung des Stationszimmers von Montag bis Freitag.

Als großer Nachteil wurde in diesen Stationen auch angegeben, daß, durch mangelnde Routine am Schreibtisch, bei Abwesenheit der Stationssekretärin viele Krankenschwestern/pfleger überfordert wären. Die durch normale Fluktuation frei werdenden Stellen wurden wieder durch Krankenpflegepersonal ersetzt.

In den sieben anderen Stationen sind die Stationssekretärinnen voll integriert und ausgelastet. Diese Stationen sind alle mit mehr als zwölf Vollkräften besetzt, so daß die Wochenendbesetzung in der Regel keine Probleme macht. Die Aufgaben der Stationssekretärinnen (bei uns Pflegedienstassistentinnen genannt) sind im einzelnen:

- Vorbereitung von Aufnahme- und Entlassungspapieren
- Anforderung von Krankenakten, Befunden (extern/intern)
- Visitenausarbeitung
- Befunde abheften
- Posteingang und Postabgang organisieren
- Eintragungen im Dokumentensystem
- Vorbereitung des Labors und anderen Diagnostikanforderungen
- Terminabsprachen
- Bestellung von Gebrauchsmaterial (Küche, Wäsche, Zentrallager nach Vorgaben und Absprachen mit der Stationsleitung)
- Telefondienst und Weiterleitung von allen dienstlichen Informationen
- Ordnung im Stationszimmer
- Bei Bedarf unterstützende Hilfstätigkeiten

Die Arbeitszeit gestaltet sich wie folgt:
Montags bis freitags von 8.00 bis 16.12 Uhr, inclusive 30 Minuten Pause oder von 7.30 bis 15.42 Uhr, inclusive 30 Minuten Pause.

5.2 Forderungen und Hinweise

Rückblickend würden wir unser Projekt wieder so planen und durchführen wie beschrieben. In der Auswertungsphase mußten wir aber feststellen, daß die Arbeitszufriedenheit unserer Mitarbeiter nicht nur mit unseren Modellmaßnahmen zusammenhängt. Ganz entscheidend für die Arbeitszufriedenheit ist auch die räumliche Umgebung. So ist es sehr zu bedauern, daß beantragte Investitionen bezüglich Verbesserungen der räumlichen Situation nicht genehmigt wurden.

6. Perspektiven für Theorie und Praxis

Perspektivisch ist zu sagen, daß Krankenhäuser, die die beschriebenen Modellmaßnahmen einführen, einen entscheidenden Wettbewerbsvorteil haben. Dies macht sich an den Bewerbungen aus anderen Krankenhäusern deutlich. Die Bewerber erkundigten sich nach der 5-Tage-Woche und den anderen Modellmaßnahmen. Des weiteren wurde uns, nachdem wir uns sehr intensiv um die Rahmenorganisation gekümmert haben, bewußt, daß viele Prozesse im Krankenhaus noch zu optimieren sind. Dies kann aber nur in Zusammenarbeit mit allen Berufsgruppen erfolgen. Stimmt die Rahmenorganisation nicht, werden die Patienten in Zukunft sich andere Krankenhäuser zur Behandlung suchen. Außerdem werden die Kosten, im Vergleich mit anderen Krankenhäusern, für die gleiche Leistung wesentlich höher sein. Den Krankenpflegeschulen und der innerbetrieblichen Fortbildung ist zu empfehlen, daß die Ausbildung bezüglich Bereichspflege und Pflegeprozeß intensiviert und praxisnah vermittelt werden muß.

7. Kosten und Nutzen für das Krankenhaus

Eine differenzierte Kosten-Nutzen-Analyse kann nicht vorgelegt werden. Mangels Erfassung, z. B. der Fehlzeiten vor Beginn der Modellmaßnahme, können bestimmte Parameter nicht miteinander verglichen werden.

Subjektiv läßt sich jedoch eine deutlich höhere Arbeitszufriedenheit im Krankenpflegedienst feststellen.

Die Ausfallzeit von z. Zt. 18,2 Prozent und die geringe Fluktuation von z. Zt. etwa 15 Vollkräften im Quartal inclusice Schwangerschaften sprechen für sich.

Wir haben für jede frei werdende Stelle ca. drei Bewerbungen.

Die Kurse der Krankenpflegeschule können ohne Probleme besetzt werden.

Durch die Einrichtung einer herzchirurgischen Abteilung am Brüderkrankenhaus konnten ca. 50 neue Planstellen im Krankenpflegedienst problemlos besetzt werden.

Mit den eingeleiteten Maßnahmen zur Verbesserung der Arbeitsbedingungen im Krankenpflegedienst ist ein Prozeß in Gang gesetzt worden, der sich ständig an äußere Rahmenbedingungen (GSG) adaptieren muß und wohl noch einige Jahre für Veränderungen sorgen wird.

Für unser Krankenhaus war die Teilnahme an dem Modellprojekt in jedem Fall ein großer Gewinn, wofür wir allen Verantwortlichen, insbesondere den Kostenträgern und der Landesregierung, herzlich Dank sagen.

Modellmaßnahme: Praxisanleitung

Von Margit Steines und Karl-Heinz Stolz

Die Begleitung, Betreuung und Anleitung der Schüler/innen durch Unterrichtskräfte bzw. durch das Pflegepersonal auf den Stationen war nicht bzw. kaum noch in der wünschenswerten Form möglich. Die Gründe hierfür liegen insbesondere an der wachsenden Schülerzahl – zweimaliger Ausbildungsbeginn: 136 Schüler/innen zum 30. August 1991 und 170 Schüler/innen zum 1. Oktober 1991 – sowie in der Weiterentwicklung der Krankenhauses von der Schwerpunktversorgung zur Zentralversorgung. Das letztere hatte eine enorme Zunahme von Diagnostik- und Therapiemaßnahmen zur Folge. Ein weiteres großes Problem in der Ausbildung ist/war das recht hohe Theorie-Praxis-Gefälle. Die theoretische Unterrichtung erfolgt nach den ATL (Aktivitäten des täglichen Lebens) und der Ganzheitlichkeit. Dies ist jedoch in der Praxis für die Schüler/innen kaum erlernbar. Erschwerend kam hinzu, daß die Praxiseinsätze durch Studientage zersplittert waren.

Ausbildungssoll	Ausbildungsrealität
• Erlernen einer umfassenden, geplanten ATL-orientierten, patientenorientierten Pflege	• keine geplante, funktionale Pflege
• methodisch strukturierte, gut organisierte Praxisanleitung	• keine ausreichende Praxisanleitung, eher Zufallsprinzip
• Patenkonzept für die Schüler	• Schüler oft auf sich alleine gestellt
• Pflegestandardanwendung	• kein Pflegekonzept
• Schüler als Lernende akzeptieren	• Schüler oft als reine Arbeitskraft

**Ausgangssituation praktischer Ausbildung in den Pflegeberufen
Differenz zwischen Ausbildungssoll und Ausbildungsrealität**

Die Folge der oben dargestellten Situation war die zunehmende Unzufriedenheit aller an der Ausbildung Beteiligter. Im Hinblick darauf daß die Schüler/innen von heute die Pflegenden von morgen sind, wollten wir die Ausbildung und die Rahmenbedingungen für die

Ausbildung optimieren. Hierzu stellten wir die nachfolgenden Projektziele auf:

1. Optimierung der praktischen Ausbildung
2. Erhöhung der pflegerischen Handlungskompetenz
3. Förderung eines patientenorientierten Pflegeverständnisses
4. Bessere Verknüpfung von Theorie und Praxis

Um diese Ziele zu erreichen, planten wir die Fortsetzung unserer bisherigen Eigenaktivitäten und zwar die
1. Schaffung zusammenhängender Theorie- und Praxisphasen (2 Wochen Theorie-Phase/Fünf Wochen Praxis-Phase)
2. Weiterentwicklung des Examinierten-Schüler-Patenkonzeptes
3. Intensivierung des Einsatzes eines Schülerhandbuchs
4. Unterweisung der Oberkurs-Schüler/innen bezüglich Anleitung von Schüler/innen
5. Fortführung der Mentorenqualifikation
6. Schaffung von Praxisanleiterstellen ohne Belastung des Stellenplanes des Pflegedienstes

Zu den kurzfristigen bis mittelfristigen Maßnahmen zählte die Gewinnung von fünf qualifizierten Pflegedienstmitarbeiter/innen, die in den vier wesentlichen Disziplinen – Innere Medizin, Chirurgie, Urologie, Orthopädie – der Krankenpflegeausbildung mit entsprechender Aufgabenstellung Schüler/innen anleiten. Die Aufgabenstellung richtete sich nach dem Empfehlungspapier der Landeskrankenhausgesellschaft Baden-Württembergs:

- Anleitungsfähigkeit patientenbezogene Tätigkeiten
umfaßt Vorbereitung, Durchführung und Nachbereitung praktischer Anleitungssituationen und Lernzielkontrollen in der Krankenpflege,
erstreckt sich nach Maßgabe des Tätigkeitskataloges auf Arbeiten wie:
Körperpflege
Prophylaxen
Speiseversorgung
Krankenbeobachtung
Pflegetechniken

Kommunikation
Mithilfe bei diagnostischen und therapeutischen Maßnahmen
administrative Tätigkeiten
Beachten der Hygienemaßnahmen
krankheitsbezogene Pflegemaßnahmen
sonstige Hilfeleistungen

- Sonstige Mentorentätigkeiten nicht patientenbezogene Tätigkeiten und schülerbezogene Tätigkeiten:
Erst-, Zwischen- und Abschlußgespräch
Beratung
Prüfung von Tätigkeitsnachweisen
Erstellen von Beurteilungen in Zusammenarbeit mit den Pflegedienstmitarbeiter/innen

- Stationsbezogene Tätigkeiten:
Einweisung auf Station
Vorstellungen von Schüler/innen

- Mentorenbezogene Tätigkeiten:
Mitwirkung beim Aufstellen von Lernziel- und Tätigkeitskatalogen in Verbindung mit Pflegestandards
Besprechungen mit Pflegedienstmitarbeiter/innen, Pflegedirektion und Schulleitung
Teilnahme als Fachprüfer an Prüfungen
Fach-theoretischer Unterricht – spezielle Pflegethemen
Planung der Mentorentätigkeit z. B. Stationseinsatz

Die Umsetzung des Konzepts auf das gesamte Krankenhaus wurde als längerfristige Maßnahme geplant. Zum Zeitpunkt des offiziellen Beginns des Modellvorhabens – 1. April 1992 – begannen zwei Pflegedienstmitarbeiter in den Fachbereichen Innere Medizin und Urologie/Orthopädie mit der Aufgabe „Praxisanleitung".

Am 1. Oktober 1992 wurde das Team der Praxisanleiter um weitere zwei Pflegedienstmitarbeiter erweitert und zum 1. Januar 1993 wurde die fünfte Praxianleiterstelle besetzt. Die gezielte praktische Anleitung von Schüler/innen erfolgt entsprechend dem Anleitungskonzept:

1. Ist-Situation des/der Schüler/in erkennen – festlegen
2. Erkennen von Schülerressourcen – Ausbildungsbedarf
3. Festlegen eines zeitlich orientierten Lernangebotes und Lernzielen

4. Geplantes Anleiten in konkreter Situation
5. Beurteilung/Feedback der Anleitung, eventuell neues Angebot
6. Dokumentation

Das Feedback aus Sicht der Schüler/innen, Stationen, Praxisanleiter/innen erfolgte am 29. September 1992 und brachte folgende Ergebnisse:

Positives aus Sicht der Schüler/innen
- Der Praxisanleiter hat genügend Zeit für eine Anleitung und die Arbeit kann in der Regel ohne Unterbrechung durchgeführt werden.
- Die Anleitung wird vor- und nachbesprochen.
- Der/die Schüler/in geht nicht im Stationsbetrieb unter.
- Die Praxisanleitung wird nach dem aktuellen Stand durchgeführt (enge Zusammenarbeit mit der Schule).
- Bei Unsicherheiten des/der Schüler/in besteht die Möglichkeit zum mehrmaligen Üben mit Hilfestellung, bevor er/sie eine Tätigkeit selbständig durchführt.
- Der/die Schüler/innen haben einen zusätzlichen Ansprechpartner in der Praxis.

Positives aus Sicht der Stationen
- Pflegedienstmitarbeiter erhalten Unterstützung in der Schüleranleitung.
- Praxisanleiter/in ist nicht im Stellenplan der Station.
- Pflegedienstmitarbeiter erhalten Hilfestellung bei „Problemschüler/innen".
- Praxisanleiter/innen schlagen eine Brücke zwischen Schule und Station (Theorie-Praxis).
- Praxisanleiter/innen unterstützen Pflegedienstmitarbeiter informativ.
- Praxisanleiter/innen motivieren zur vermehrten Schüleranleitung.
- Probleme in der Praxis von seiten des/der Schüler/in können frühzeitig erkannt werden und meistens auch geklärt werden.
- Pflegedienstmitarbeiter erfahren Hilfestellung bei:
  Umgang mit dem Schülerhandbuch
  Schreiben von Beurteilungen
  Patenschaften zwischen Schüler/innen und Pflegedienstmitarbeiter
  Vor-, Zwischen- und Abschlußgesprächen
  Integration des/der Schüler/in in den Stationsablauf.

Positives aus Sicht der Praxisanleiter/innen
- Freies, selbständiges Arbeiten
- Verwirklichung von den Vorstellungen, die man selbst als Schüler/in hatte
- Zuordnung zur Schule, Zugehörigkeitsgefühl zum Schulteam, Informationsaustausch im Schulteam
- Vermittlerfunktion
- Freude an der Betreuung von Schüler/innen
- Teilnahme und Mitwirkung an den verschiedenen Arbeitsgemeinschaften
- Angenehme Dienstzeiten

Negatives aus Sicht der Schüler/innen, Praxisanleiter/innen, Stationen
- Praxisanleiter/innen sind die Kontrolleure der Schule
- Nicht jede Station hat einen Praxisanleiter/in
- Fehlende, mangelnde Akzeptanz der Praxisanleiter/innen
- Fehlende, mangelnde Unterstützung der Praxisanleiter/innen in der Praxis
- Erschwerte Praxisanleitung durch besondere Situationen auf der jeweiligen Station
- Anleitungen sind zu langwierig
- Mangelnde Information der Praxisanleiter/innen untereinander über durchgeführte Anleitungen oder geplante Anleitungen

Zum Zeitpunkt der Zwischenevaluation durch die Firma Prognos AG konnten wir feststellen, daß der Einsatz der Praxisanleiter/innen von allen an der Ausbildung Beteiligter begrüßt wurde und für die praktische Ausbildung einen Gewinn darstellte. Bei den Pflegekräften zeigte sich, daß das Bewußtsein für eine qualifizierte Ausbildung gestiegen ist. Dies wurde u. a. deutlich an dem gesteigerten Interesse, eine Qualifizierung zum Mentor zu erhalten, sowie einer intensiveren Anleitung der Schüler/innen auf den Stationen.

Die Erfahrung zeigt, daß Betreuung und Anleitung durch Praxisanleiter/innen in den Stationsablauf integriert werden können. Voraussetzung hierfür ist eine intensive Kommunikation mit den Pflegedienstmitarbeiter/innen, insbesondere mit der Stationsleitung. Die Schüleranleitung wird zudem als Entlastung bei der praktischen Ausbildung und bei der täglichen Arbeit gesehen.

Probleme bezüglich der Akzeptanz von Praxisanleiter/innen bestehen, wenn auch selten. Diese Problematik kann durch eine Stellenbeschreibung (im Entwurf vorliegend) und durch ausführliche Informationen vermindert bzw. gelöst werden.

Die Schüler/innen berichten uns über eine bessere Verknüpfung von Theorie und Praxis. Sie erfahren durch die systematische Anleitung eine stärkere Orientierung in der praktischen Ausbildung.

Bis zum Februar 1993 beschränkten sich die Inhalte der Praxisanleitung auf die grundpflegerischen Tätigkeiten sowie auf Teilaufgaben der Behandlungspflege. Dieses wurde von seiten der Schüler/innen stark bemängelt.

Ein weiterer Kritikpunkt war die unzureichende Transparenz bezüglich der zeitlichen Planung der Praxisanleitung auf den jeweiligen Stationen sowie mangelnde Information durch die Praxisanleiter/innen selbst.

Zur Verbesserung der Transparenz der zeitlichen Planung erstellt der/die jeweilige Praxisanleiter/in eine Monatsübersicht im voraus

MONATSÜBERSICHT:	PRAXISANLEITUNG
STATION:	MONAT
PRAXISANLEITER/IN:	

Schülerin	1	2	3	4	5	6	7	8	9	10	11	...	23	24	25	26	27	28	29	30	31

über die Terminierung von Praxisanleitungen für die jeweilige Station, wobei ersichtlich ist, welche/r Schüler/in an welchem Tag Praxisanleitung hat. Dies erfolgt in Absprache mit der Stationsleitung bzw. in Abstimmung mit dem Dienstplan der Station.

Die Ergänzung von Inhalten wie die Erledigung von administrativen Aufgaben, Visitenbegleitung, Ausarbeitung von ärztlichen Anordnungen, wurde vorgenommen. Hierbei berücksichtigt die/der Praxisanleiter/in den Ausbildungsstand.

Im Verlauf des ersten Ausbildungsjahres erfolgt die Anleitung bei einzelnen Pflegemaßnahmen, insbesondere bei grundpflegerischen Tätigkeiten. Im zweiten Ausbildungsjahr besteht der Schwerpunkt der Anleitung auf einer umfassenden Patientenversorgung sowie der Anwendung des Pflegeprozesses. Schüler/innen des dritten Ausbildungsjahres werden in einer umfassenden, bereichsbezogenen Patientenversorgung angeleitet. Um der mangelnden Information der Praxisanleiter/innen untereinander entgegenzuwirken, konzipierten wir eine Übersicht „Durchgeführte Praxisanleitungen".

An Hand dieses Formblattes, welches dem Schülerhandbuch beigefügt ist, wird folgendes ersichtlich:
- Datum
- Station
- Angeleitete Pflegemaßnahme
- Bemerkungen
- Handzeichen des/der Praxisanleiterin

In diesem Zusammenhang stellte sich heraus, daß das bestehende Schülerhandbuch ergänzt (abteilungsbezogen) und überarbeitet werden muß.

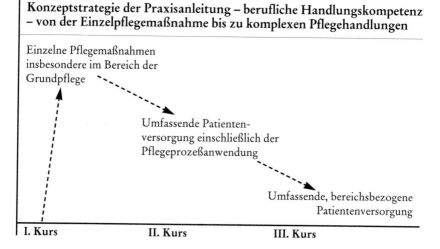

Konzeptstrategie der Praxisanleitung – berufliche Handlungskompetenz – von der Einzelpflegemaßnahme bis zu komplexen Pflegehandlungen

Der Träger des Krankenhauses der Barmherzigen Brüder Trier entschied sich dafür, über den Zeitraum der Modellmaßnahme hinaus, die fünf Praxisanleiterstellen beizubehalten. Die Weiterführung wurde beschlossen, weil überwiegend positive Erfahrungen gesammelt wurden.

Dieses veranlaßte uns zu weiteren organisatorischen, inhaltlichen, konzeptionellen und innovativen Überlegungen zum weiteren Einsatz der Praxisanleitung:

1. Jede/r Pflegedienstmitarbeiter sieht Anleitung als eine originäre Aufgabe und beteiligt sich aktiv an der Ausbildung, indem sie/er als Schülerpate zur Verfügung steht.
2. Pro Station werden zwei qualifizierte Mitarbeiter/innen die praktische Ausbildung fördern und sichern. Diese Pflegedienstmitarbeiter/innen haben eine Qualifizierung zum/r Mentor/in.
   Ihnen wird von Seiten der Station ausreichend Zeit zur Anleitung der Schüler/innen zur Verfügung gestellt.
3. Die Stationen werden bei ihrer Aufgabe der Schüleranleitung durch Praxisanleiter/innen, welche der Schule zugeordnet sind, unterstützt.

Um eine Kontinuität der Anleitung und Gleichbehandlung der Schüler/innen und der Stationen zu erreichen, werden die Praxisanleiter/innen jeweils zwei Stationen aktiv betreuen. Sie sind beratend für zwei weitere Stationen tätig. Ein jährlicher Wechsel in den Bereichen ist vorgesehen.

Praxisanleiter	Stationen	01.10.1994 – 30.09.1995	01.10.1995 – 30.09.1996
Sr. B	St. Johann III Station 5 A	aktiv	beratend
	St. Johann I Station 5 B	beratend	aktiv
Sr S	Station 3 A Station 2 D Ca.	aktiv	beratend
	Station 3 B Station 3 C	beratend	aktiv
Sr. Ch.	Station 1 B Ka 2	aktiv	beratend
	Station 1 A 1 Ka 3 Cardio	aktiv	beratend

Zuordnung der Stationen

Aktive Begleitung heißt
Umsetzung der Schüleranleitung orientiert am Anleitungsprozeß unter Berücksichtigung der stationsbezogenen und fachbezogenen Vorgaben.

Beratende Begleitung heißt
die Schüler/innen und die Pflegedienstmitarbeiter/innen der Stationen im Anliegen der praktischen Ausbildung zu beraten und zu unterstützen, wobei die jeweiligen Stationen wöchentlich von den Praxisanleiter/innen besucht werden.

In den Bereichen OP/Intensiv/Dialyse werden die Schüler/innen von den dort vorhandenen Praxisanleiter/innen (Weiterbildungsstätten) betreut und angeleitet. Die Beratung/Begleitung ist von Seiten der Unterrichtskräfte sicherzustellen.

4. Um der Anleitung im Sinne einer zu erreichenden zukunftsorientierten Berufskompetenz gerecht zu werden, wird ein Mentorenkreis zusammen mit den Praxisanleiter/innen gebildet. Der Referatsleiter des Referates Krankenpflege, die Schulleitung bzw. die Unterrichtskräfte der Krankenpflegeschule und die Pflegedirektion können beratend miteinbezogen werden.
5. Des weiteren übernehmen die Praxisanleiter/innen, nach Rücksprache mit der Pflegedirektion, Praktikantenbetreuungen.
6. Die Umsetzung von Pflege- und Anleitungsstandards, die Einführung bzw. die Intensivierung der Bereichspflege und die Umsetzung von qualitätssichernden und kontrollierenden Maßnahmen gehören zum Aufgabenbereich der Praxisanleiter/innen.

Modellprojekt zur Verbesserung der Arbeitssituation im Pflegedienst Projektbereich Krankenhaushygiene

Von Matthias Neumann

Inhaltsverzeichnis:
1. Ausgangssituation
2. Erwartungen an die Modellmaßnahme
3. Projektziele
3.1 Statistische Erfassung nosokomialer Infektionen beim Patienten
3.2 Statistische Erfassung nosokomialer Infektionen beim Personal
3.3 Stellenplanerweiterung innerhalb der Hygieneabteilung
3.4 Erhöhung der Sensibilität der Krankenhausmitarbeiter für hygienische Maßnahmen
3.5 Gezielter Einsatz pflegeerleichternder Einmalprodukte, unter Berücksichtigung ökologischer undökonomischer Aspekte
3.6 Verbesserung der technischen Ausstattung der Stationen
3.7 Verbesserungen im Rahmen des Umweltschutzes
3.8 Intensivierung der Personalunterweisung in hygienerelevanten Fragen
4. Projektmaßnahmen
5. Auswertung/Perspektiven

1. Ausgangssituation

Am Krankenhaus der Barmherzigen Brüder Trier haben bereits 1983 ein hygienebeauftragter Arzt und 1985 ein Hygienefachpfleger ihre Arbeit aufgenommen. Eine Hygienekommission entspechend den Vorgaben des BGA wurde 1984 gegründet. Bereits 1986 lag eine komplette Hygieneanalyse des gesamten Hauses vor, aufgeschlüsselt in medizinische, pflegerische, technische, bautechnische, sicherheitstechnische, organisatorische und ökologische Sequenzen.

Diese umfangreiche „Ist-Analyse" wird nach dem neuesten Stand der Wissenschaft und Technik sowie den jeweils geltenden juristischen Regularien ständig aktualisiert und stellt die Arbeitsgrundlage für die Hygienekommission dar.

Gerade die in letzter Zeit enorm gestiegenen Anforderungen an die Krankenhaushygiene, die höhere Arbeitsbelastung in deutschen Kliniken sowie die Begrenzung finanzieller Spielräume erfordern eine immer intensivere Aufklärungsarbeit, um eine Akzeptanz für hygienerelevante Maßnahmen/Investitionen zu erreichen. Nur die Koordination aller Maßnahmen mit den für die Überwachung der Krankenhaushygiene zuständigen Behörden kann ein effektives Hygienemanagement sicherstellen.

Basierend auf unseren Erkenntnissen, Beobachtungen und Erfahrungen wurden – unter Berücksichtigung der baulichen Situation und der Infrastruktur des Hauses – Prioritäten festgelegt und Realisierungspläne erstellt.

2. Erwartungen an die Modellmaßnahme

- Die Modellmaßnahme sollte uns die schnellere Realisierung unterschiedlicher Maßnahmen durch finanzielle und logistische Unterstützung ermöglichen.
- Mit Hilfe des Modellprojekts sollte unter Beweis gestellt werden, daß durch verbesserte Ausstattung, Organisation und Schulung des Personals eine effizientere Hygiene ohne wesentliche Mehrbelastung möglich wird.
- Neue Möglichkeiten einer auf die hausspezifischen Belange abgestimmten Infektionserfassung sollten erarbeitet und so neue statistische Erkenntnisse gewonnen werden.
- Wir erwarteten durch die Stellenplanerweiterung in der Hygieneabteilung die Möglichkeit einer Spezialisierung unserer Fachkräfte innerhalb des Hauses und eine noch intensivere Unterrichts- und Beratungstätigkeit.
- Freiräume für eigene Studien und Untersuchungen
- Weiterführung bewährter Maßnahmen auch am Ende des Modellprojekts

3. Projektziele

3.1 Statistische Erfassung nosokomialer Infektionen bei den Patienten

- Erstellung eines Erfassungsprogrammes, das den internen Belangen Rechnung trägt

- Erarbeitung der organisatorischen Instrumente zur Erfassung der NKI
- Erstellung eines Meldeformulars
- Erstellung einer Richtlinie zur Erfassung

3.2 Statistische Erfassung nosokomialer Infektionen beim Personal

- Weitgehend komplette Erfassung von Infektionsfällen beim Personal, auch wenn kein traumatisches Ereignis vorausgeht.
- Beratung der Sicherheitsfachkräfte und Elimination der Gefahrenquellen in Zusammenarbeit mit der zuständigen Berufsgenossenschaft.

3.3 Stellenplanerweiterung innerhalb der Hygieneabteilung

- Die Durchführung der routinemäßigen Überwachungsmaßnahmen zur Qualitätssicherung konnten durch eine Fachkraft allein kaum mehr bewältigt werden.
- Intensivierung der Beratungsfunktion
- Durchführung hausinterner Studien zur Erleichterung der Entscheidungsfindung bei Neuanschaffungen
- Steigerung der Unterrichtstätigkeit

3.4 Sensibilisierung der Krankenhausmitarbeiter für hygienische Maßnahmen

- Angebote für Weiter- und Fortbildung im Bereich der Hygiene schaffen
- Überregionale Fortbildungsveranstaltungen organisieren
- Einbeziehung der Mitarbeiter in die Entscheidung über hygienerelevante Belange

3.5 Gezielter Einsatz pflegeerleichternder Einmalprodukte, unter Berücksichtigung ökologischer Aspekte

- Produkte gezielt einsetzen, prüfen, beurteilen
- Beurteilungskriterien in Abstimmung mit anderen Abteilungen standardisieren
- Einführung oder – im Bedarfsfall – Abschaffung von Einmal-Artikeln
- Durchführung von Kostenanalysen

3.6 Verbesserung der technischen Ausstattung der Stationen

- Zumindest soll die elementare Ausstattung auf den gleichen Stand gebracht werden.

3.7 Verbesserungen im Rahmen des Umweltschutzes

- Konzeption und Organisation eines Abfallsammelsystems mit den Schwerpunkten Abfallvermeidung/Recycling
- Reduktion des Chemiekalieneinsatzes
- Schaffung sicherer Entsorgungskonzepte
- Informationsdefizite beseitigen

3.8 Intensivierung der Personalunterweisung in hygienerelevanten Fragen

- Persönliche Beratung bei Bedarf vor Ort
- Aufbau eines Informationssystems

4. Projektmaßnahmen

4.1 Gründung eines Projektbeirates für den Bereich Klinikhygiene

Der Beirat für den Bereich Klinikhygiene umfaßt folgende Funktionen bzw. Ämter:
Hygienefachpfleger[1]
Hygienebeauftragter Arzt[1]
Medizinaluntersuchungsamt Trier[2]
Gesundheitsamt Trier[2]
Veterinäramt Trier[2]

4.2 Statistische Erfassung nosokomialer Infektionen beim Patienten

4.2.1 Entwicklung und Inbetriebnahme eines EDV-Programms zur Erfassung und Auswertung nosokomialer Infektionen

- System enthält: Tabellen mit Erregerspektren
  Lexikon mit Infos über Erreger
  Tabellen der Antibiotika
  Resistenzstatistik
  ICD-Code Tabellen
  OP-Schlüsseltabellen
  Lokalisationstabellen
  Tabelle der Risikofaktoren
  Verlaufsreport

Diese Tabellen sind bereits vollständig mit den entsprechenden Werten gefüllt, und werden bei der Auswahl/Eingabe auf ihre Plausibilität geprüft. Der Vorteil des von uns entwickelten und ständig aktualisierten Systems gegenüber industriell angebotenen Programmen besteht darin, daß die Tabellen bereits alle Standarddaten enthalten sowie in der Möglichkeit, jegliche Abfrage selbst zu definieren (in jeder

---
[1] Projektleitung
[2] externe Beratung in speziellen Fragen der Krankenhaushygiene

Verknüpfungsvariante) als auch auf Standardabfragen zurückgreifen zu können. Zudem besteht die Möglichkeit, die Ergebnisse graphisch darzustellen.

Somit ist der Anwender in der Lage, seine Auswertungen völlig autonom von irgendwelchen Vorgaben selbst zu bestimmen. Alle Tabellendateien sind lernfähig, können also bei Bedarf selbst ergänzt werden. Ein weiterer Vorteil liegt in der Möglichkeit, zu jedem erfaßten Fall eine kurze Verlaufsbeschreibung abspeichern zu können. Mittlerweile befindet sich das Programm in der 5. Version.

4.2.2 Entwicklung entsprechender, auf das Erfassungssystem abgestimmter, selbstdurchschreibender Meldeformulare
Größe DIN A 3 (Format für Pflegedokumentation)
Alle Abfragen auf einer Seite (Übersicht)
Ein Exemplar verbleibt in der Pat.-Dokumentationsmappe
Ein Exemplar geht zur Erfassung an die Abteilung Klinikhygiene
(Einen weiteren Schritt wird die direkte Erfassung über die Stationsterminals darstellen.)

4.2.3 Erarbeitung/Erstellung spezieller Richtlinien zur Definition und Erkennung nosokomialer Infektionen in Zusammenarbeit mit allen Chefärzten des Hauses sowie mit dem MUA Trier

Die übliche CDC Definition erwies sich als für die Praxis ungeeignet und zu pauschal.

Definition einer NKI nach BKT Standard
1. Nosokomiale Infektionen sind im Krankenhaus erworbene Infektionen, gleichgültig ob sie durch prädisponierende Faktoren (z. B. Immunsuppression/Agranulozytose) entstanden sind und/oder durch invasive Maßnahmen wie Op., intravasale Katheter, Urindrainagesysteme, Intubationen oder ob die letztendliche Ursache nicht zugeordnet werden kann.

2. Infektionen, die bereits vor dem Krankenhausaufenthalt bestanden sowie solche, deren Inkubationszeit bereits vor dem Krankenhausaufenthalt begonnen hat, sind keine nosokomialen Infektionen. Wird eine solche jedoch auf andere Patienten übertragen, handelt es sich natürlich um eine NKI.

3. Kolonisation liegt vor, wenn eine Besiedlung mit Keimen nachgewiesen wird, aber keine Infektionszeichen vorhanden sind. Kolonisation, d. h. der allgemeine Nachweis von pathogenen Keimen ohne Krankheitssymptome oder Infektionssymptome wird nicht als NKI erfaßt. Patienten, bei denen zunächst eine Kolonisation vorliegt, im weiteren Verlauf des stationären Aufenthalts sich aber Infektionszeichen nachweisen lassen, müssen erfaßt werden.

4. Bei Vorliegen von allgemeinen Infektionszeichen, bei eindeutiger Organzuordnung und/oder Nachweis pathogener Keime ist eine Erfassung durchzuführen.

5. Allgemeine Infektionszeichen sind:
    a) Rektaltemperaturen über 38,5 °C
    b) Leukozyten größer als 12 000 oder kleiner als 3 000/mm^3
    c) Thrombozytenabfall unter 100 000/mm^3
       (sofern nicht verdünnungsbedingt)
    d) Kreislaufprobleme, die nicht durch Hypovolämie, kardiale Insuffizienz oder allergische Reaktionen erklärbar sind
       (Zur Diagnose einer nosokomialen Infektion ist Keimnachweis nicht obligat erforderlich!)

6) Organbezogene Infektionszeichen sind:
    a) Pneumonien:
       Infiltrate im RÖ-Thorax
       purulentes Trachealsekret
       positiver Auskultationsbefund
       positive Bakteriologie
    b) Harnwegsinfektion:
       Leukozyturie und Bakteriennachweis im Uricult (10^6)
    c) Venenkatheterinfektion:
       entzündete Einstichstelle, positive Blutkultur ohne sonstigen Nachweis eines Infektionsherdes
    d) Wund/Drainageinfektion:
       purulentes Sekret und/oder Keimnachweis bei sekundärer Wundheilung
    e) Liquor:
       pathologische Zellzahl und/oder Bakteriologie
    f) Haut/Schleimhäute/Bindehaut:
       Nachweis lokaler Infektionszeichen

g) Nasennebenhöhlen:
purulentes Sekret bei Punktion, ggf. positiver Nachweis durch CT

4.2.4 Einführung des Systems
- Durch persönliche Informationsgespräche mit jedem Stationsarzt und Anlage von Informationsmappen.
- Diagnosestellung, Erfassung und Meldung erfolgt durch den Stationsarzt.

4.3 Statistische Erfassung von Infektionen beim Personal

4.3.1 Entwicklung eines einfachen Meldeformulars für den betriebsärztlichen Dienst als Anlage zu den Hygieneplänen
Hier werden Personalkontakte mit Patienten mit meldepflichtigen Erkrankungen im Sinne des BSeuchG oder Kontakte zu Erregern dieser Krankheiten gemeldet und es kann entsprechend reagiert werden.

4.3.2 Traumatische Ereignisse (z. B. Stichverletzungen) werden in der chirurgischen Ambulanz aufgenommen, therapiert und der BG sowie dem betriebsärztlichen Dienst gemeldet

4.3.3 In der Aufdeckung und Elimination von Gefahrenquellen, sowie der statistischen Erfassung von Verletzungen und Infektionen beim Personal erfolgt eine enge Zusammenarbeit mit der Berufsgenossenschaft.

4.4 Stellenplanerweiterung innerhalb der Hygieneabteilung

Im April 1992 konnte eine zweite Stelle in der Abteilung Klinikhygiene geschaffen werden.

Somit entsprechen wir den Anhaltszahlen der Richtlinie für Krankenhaushygiene und Infektionsprävention des Robert-Koch-Institutes.

Die personelle Aufstockung der Abteilung durch Herrn Schuh ermöglichte es, unser Aufgabenfeld aufzuteilen, wie erforderlich abzudecken und auf bisher weniger betreute Bereiche auszudehnen. So engagieren wir uns z. B. wesentlich stärker in den Bereichen Umweltschutz und Abfall/Abwasserentsorgung.

4.5 Sensibilisierung der Krankenhausmitarbeiter für hygienische Maßnahmen

4.5.1 Konsequente, gesteigerte Unterrichtstätigkeit im Fach „Klinikhygiene" an folgenden Einrichtungen:

Krankenpflegeschule 30 Stunden
Massageschule 30 Stunden
Krankengymnastikschule 26 Stunden
Weiterbildungsstätte für den OP-Dienst 20 Stunden
Weiterbildungsstätte für Anästhesie/Intensivpflege 20 Stunden
KPH-Kurs 15 Stunden

4.5.2 Unterrichtstätigkeit in den Weiterbildungskursen:
Stationsleiter/in
Praxisanleiter/in
Mentorenkurs
Stationsleiterfortbildung

4.5.3 Information über die wichtigsten Regelungen zur Klinikhygiene und Arbeitssicherheit während der Einführungsveranstaltung für neue Mitarbeiterinnen und Mitarbeiter

4.5.4 Zusätzliche Schulungs- und Weiterbildungsveranstaltungen wurden durchgeführt für:
Reinigungspersonal
Küchenpersonal/Cafeteriapersonal
Personal der Isolierstation
Personal der onkologischen Abteilung
OP-Personal
Mitarbeiter des Zentraleinkaufs

4.5.5 Überregional wurden zwei ganztägige Fortbildungsveranstaltungen für Hygienefachkräfte, Hygienebeauftragte, Ärzte und Personal des öffentlichen Gesundheitswesen angeboten.

4.5.6 Gründung eines internen Arbeitskreises Krankenhaushygiene
Vertreter aller Pflegebereiche
Vertreter des ärztlichen Dienstes
Hygienefachpfleger/Hygienebeauftragter Arzt
Vertreter der Schulen

Es handelt sich um eine Einrichtung, die bei den Mitarbeiterinnen und Mitarbeitern auf große Resonanz stieß. Hier werden hygienische Probleme diskutiert, gemeinsam nach akzeptablen Lösungen gesucht, Neuerungen vorgestellt und die bestehenden Desinfektions- und Hygienepläne überarbeitet. Die Mitarbeiter fühlen sich nach eigenen Aussagen hier aktiv in Entscheidungsfindungsprozesse integriert. Die positive Einflußnahme dieser Mitarbeiter auf Kollegen und Arbeitsabläufe ist wiederum an vielen Beispielen ersichtlich. Die beratende Inanspruchnahme der Hygienefachkräfte bei hygienerelevanten Problemen hat sich deutlich gesteigert.

4.5.7 Mitarbeit der Hygieneabteilung in verschiedensten Gremien wie z.B.
Pflegehilfsmittelkommission
Arbeitssicherheitskommission
Arbeitskreis Pflegestandards

4.6. Gezielter Einsatz pflegeerleichternder Einmalprodukte unter Berücksichtigung ökologischer und ökonomischer Aspekte

4.6.1 Zunächst wurden sechs repräsentative Teststationen bzw. Abteilungen ausgewählt, in denen neue Produkte grundsätzlich getestet werden sollen.

4.6.2 Festlegung von Beurteilungsstandarts zu folgenden Aspekten:
Hygiene   Handling
Ökonomie   optimale Patientenversorgung/Sicherheit
Ökologie   Bedarf

4.6.3 Erstellung eines Produktbeurteilungsbogens unter Berücksichtigung der o. g. Standards, mit deren Hilfe sich die Testpersonen zu den eingesetzten Produkten äußern können

Der Einsatz dieser Beurteilungsbögen führte durch die Berücksichtigung der Anliegen unserer Mitarbeiter in der Vergangenheit wiederholt zu Umstellungen und Neueinführungen auf dem Gebiet dieser Produkte. Hier muß auf eine geradezu vorbildliche Zusammenarbeit mit dem Zentraleinkauf hingewiesen werden.

4.6.4 Nachdem die Beurteilung eines Produktes auf den Teststationen positiv verlaufen ist, erfolgt ein zeitlich begrenzter Einsatz für drei Monate im gesamten Haus.

Vor endgültiger Umstellung/Einführung erfolgt eine erneute Beurteilung.

4.6.5 Im Rahmen des Modellprojekts wurden, neben vielen Einzeltestläufen, auch einige Feldversuche im gesamten Krankenhaus durchgeführt.

- Urindrainagesysteme:
  Ermittlung der Leistungsfähigkeit und Handling geschlossener Systeme (aufgrund unserer Ergebnisse hat sich ein führender Hersteller zu Produktänderungen entschlossen)
- Redondrainagesysteme, die durch Luer-Lock Verschluß eine hygienische und sicherheitstechnische Verbesserung für Patienten und Personal herbeiführen
- Vergleichstest zwischen Redon-Drainagen mit Luer-Lock und solchen mit Bajonett Verschluß (Vakuumstabilität/Handling)
- Geschlossene, endotracheale Absaugsysteme
- Vergleichstest und Gutachten über die effektive Bakterienretentionsleistung verschiedener Atemgasklimatisierungsfilter

- Untersuchungen und gutachterliche Stellungnahme zum Desinfektionserfolg unterschiedlicher Steckbeckendekontaminationsanlagen
- Test verschiedener Pflegetablettsysteme
- Spritzentablett
- Mundpflegetablett
- Dispensertablett
- Bechertablett (Handling/Aufbereitung/Stabilität)
- Test von Einmal-Mundpflegetabletts
- Test geschlossener Magenspülsysteme
- Kathetersets/Katheterpflegesets
- Einmal-Handschuhe in den unterschiedlichsten Varianten
- Unterschiedliche Pflegelotionen für die Hautpflege beim Personal
- Haut-Aktiv-Gel als Ersatz für flüssigen Franzbranntwein
- Aqua-Port-Entnahmestellen für Trinkwasserproben
- Venenverweilkanülen/Venenverweilkatheter
- Verschiedene Flächen- und Händedesinfektionsmittel
- Spezialstaubsauger mit Bakterienfiltration der Abluft für den Einsatz im Krankenhausbereich
- Wärmemattensysteme für den OP-Einsatz
- Test einer Naßmüllentsorgungsanlage für Küchenabfälle

4.7 Verbesserung der technischen Ausstattung der Stationen

4.7.1 Anschaffung von Mehrzwecktransportwagen mit leicht höhenverstellbaren Kunststoffregalböden für alle Abteilungen (Transporthilfen für das Pflegepersonal)

4.7.2 Anschaffung und Installation von neuen Steckbeckendekontaminationsgeräten und Sanierung der Arbeitsräume im Altbautrakt

Im Altbau verfügt jede Station über zwei unreine Arbeitsräume. In jeweils einem Arbeitsraum befanden sich noch alte Steckbeckenspülautomaten mit ungenügendem Reinigungs- und Desinfektionserfolg. Aus diesem Grunde konnten nur die neueren Geräte benutzt werden, was zu unnötig langen Wegen für das Personal führte. Die technische Neuausstattung stellt laut unseren Mitarbeitern eine enorme Erleichterung dar.

4.7.3 Anschaffung und Installation moderner elektronischer, dezentraler Desinfektionsmitteldosiergeräte. Somit stehen allen Abteilungen innerhalb des Krankenhauses Flächendesinfektionsmittel in gebrauchsfertiger Konzentration sofort zur Verfügung.

4.8 Verbesserungen im Rahmen des Umweltschutzes

4.8.1 Beschaffung von zusätzlichen Recyclingsammlern zur getrennten Reststoff- und Abfallsammlung.
(Sammelsysteme für vier, fünf und sechs verschiedene Fraktionen)

4.8.2 Erstellung eines Abfallverwertungs- und Entsorgungsplanes für das gesamte Haus.
Entwicklung eines Farbcodes und farbliche Zuordnung der Reststoff- und Abfallgruppen.
Suche nach weiteren Recyclingmöglichkeiten und den entsprechenden Verwertungsindustriebetrieben.

4.8.3 Einführung von Kühlung und Vollrecycling von Küchenabfällen

4.8.4 Getrennte Sammlung/Entsorgung/Verwertung von:
Kartonagen/Verpackungen*
Transportpaletten*
Papierabfälle*

---
* = Verwertung

Infektiöse Abfälle
Ekelerregende Abfallstoffe
Batterien
Glas*
Klarglas
Buntglas
Neonröhren
Chemiekalien/Altmedikamente/Quecksilber/Farben und Lacke,
Fotochemiekalien
Eisen und Nichteisenmetalle*
Zytostatika
Radionukleide
Carbonbänder*
Toner/Filzschreiber
Röntgenfilme*
Röntgenchemiekalien (Tank)*'
Zündkerzen (Lithotrypter)*
Kunststoffe: PE/PP*
Garten und Schnittabfälle*

4.8.5 Anschluß an das Duale System

4.8.6 Strikte Begrenzung der Artikelvielfalt bei Reinigungs- und Desinfektionschemikalien unter Berücksichtigung von umwelthygienischen Aspekten (Abbaubarkeit/Dosierung)

4.8.7 Komplette Umstellung auf automatische Dosierung bei den am häufigsten gebrauchten Desinfektionsmitteln und Reinigungschemikalien (Unterbindung unnötiger Überdosierungen)

4.8.8 Umstellung der Zentralküche und Zentralwäscherei auf chlorfreie Produkte

4.8.9 Zentrale Tankversorgung bei Desinfektionsmitteln und Dialysechemikalien
(enorme Abfallreduktion, da keine Kanister und Einzelgebinde anfallen; bedarf jedoch strenger hygienischer Überwachung)

---

* = Verwertung

4.8.10 Gründung einer Arbeitsgruppe „Umwelt"

4.8.11 Beachtung der Umweltkriterien bei Einkaufsentscheidungen
Verzicht auf unnötige Einmalartikel, wenn durch die Verwendung von Mehrwegartikeln die gleiche Sicherheit für den Patienten gewährleistet ist und eventuell Mehrkosten kompensierbar sind (z. B. Einmal-Klemmen, Einmal-Pinzetten, Einmal-Mundpflegesets, Einmal-Becher usw.).
Sinnvoller Einsatz von Einmalprodukten (z. B. bei der Zytostatikazubereitung in der Sicherheitswerkbank genügen Einmal-Armstulpen statt Einmal-Kittel).
Vermehrter Einsatz umweltschonend hergestellter Artikel (z. B. chlorfrei hergestelltes Papier, ungebleichtes Papier für Schreibblöcke).

4.8.12 Umstellung der Instrumentenentsorgung von Naß- auf Trockenentsorgung bei gleichzeitiger Umstellung auf automatische, thermisch desinfizierende Aufbereitung
(Einsparung ca. 2900 Liter Instrumentendesinfektionsmittel pro Jahr)

4.8.13 Umstellung von batteriebetriebenen Geräten auf Akkubetrieb

4.8.14 Umstellung des Sekretabsaugsystems auf weniger umweltbelastende Produkte

4.8.15 Zweimal jährlich Kontrolle der gelagerten Einmal-Artikel in den Abteilungen des Hauses (Kontrolle der Verfalldaten)
(Umverteilung der Einmalartikel, um vor Ablauf der Verfallsdaten eine Verwendung sicherzustellen).

4.9 Intensivierung der Personalunterweisung in hygienerelevanten Fragen

4.9.1 Gezielte Weitergabe von Informationen aus Fachzeitschriften an die Mitarbeiter

4.9.2 Telefonischer Informationsservice zu allen Fragen der Fachbereiche Krankenhaushygiene, Mikrobiologie und Arbeitssicherheit

4.9.3 Auf Wunsch persönliche Beratung aller Mitarbeiter der medizinischen und technischen Dienste sowie Problemanalysen vor Ort

4.9.4 Sonderservice
Wir stehen unseren Mitarbeiterinnen und Mitarbeitern auch für hygienerelevante Fragen im privaten Bereich zur Verfügung (z. B. Impfempfehlungen und Hygienerichtlinien für Urlaubsländer, Verhaltensregeln bei Infektionsfällen in der Familie, spezielle Fragen der Schädlingsbekämpfung usw.)

5. Auswertung/Perspektiven

Bezüglich der Ergebnisse der Projektmaßnahme im Bereich der Krankenhaushygiene kann von einem erfolgreichen Abschluß ausgegangen werden.

5.1 Neben den Software-Voraussetzungen für eine erfolgreiche EDV-gestützte Infektionsstatistik konnte eine praktikable Begriffsdefinition der nosokomialen Infektion erarbeitet werden, die auch vom medizinischen Personal akzeptiert wird.
Die Meldeformulare erwiesen sich nach mehrmaliger Überarbeitung als geeignet. Die steigende Zahl der eingehenden Meldungen läßt darauf hoffen, das wir dem Ziel, möglichst alle nosokomialen Infektionen zu erfassen, näher kommen.
Die ersten Auswertungen lassen bereits jetzt erkennen, daß man nicht einfach statistische Daten aus amerikanischen Studien auf deutsche Kliniken übertragen kann.

5.2 Durch die statistische Erfassung nosokomialer Infektionen beim Personal konnten einige Gefahrenquellen aufgedeckt und beseitigt werden.
Die in Zusammenarbeit mit der BG für Gesundheitsdienst und Wohlfahrtspflege erstellte Jahresstatistik hat einen hohen erzieherischen Wert und hilft uns, das Personal für Fragen der Arbeitssicherheit zu sensibilisieren.

5.3 Ohne eine Stellenplanerweiterung wäre eine derartige Steigerung der Aktivitäten der Abteilung Klinikhygiene nicht möglich gewesen.

5.4 Die Gründung des Arbeitskreises „Krankenhaushygiene", die internen und externen Fortbildungsveranstaltungen, die Mitarbeit in den unterschiedlichen Gremien sowie die intensive Beratung in hygienischen Fragen, führte zu einer enormen Steigerung der Konsultation der beiden Hygienefachkräfte des Hauses.
Es entwickelte sich ein ständiger Informationsfluß und wir werden nicht mehr in erster Linie als Kontrollinstanz gesehen, sondern als „Mitarbeiter" akzeptiert.
Durch die wesentlich gesteigerte Unterrichtstätigkeit schaffen wir uns Multiplikatoren, die uns in der Umsetzung hygienischer Maßnahmen tatkräftig unterstützen.

5.5 Durch intensive Untersuchungen, Testphasen und die Erstellung eigener Gutachten zu bestimmten Produkten konnten eine Umstrukturierung auf dem Sektor der Einmalartikel erfolgen und Entscheidungen zu Neuanschaffungen bzw. Einführung neuer Produkte schneller und mit höherer Sicherheit herbeigeführt werden.

5.6 Eine weitere Verbesserung der Pflegequalität, nicht nur unter hygienischen Gesichtspunkten sowie eine Personalentlastung erreichten wir durch Optimierung/Standardisierung der technischen Ausstattung und Sanierung einzelner Stationsbereiche.

5.7 Die im Rahmen des Teilbereichs „Umweltschutz" realisierten Maßnahmen führten zu einer erheblichen Reduktion der Be lastungen, die durch ein Krankenhaus unvermeidbar erscheinen, ohne jedoch Qualitätsverluste in der Erfüllung des Versorgungsauftrages zu verursachen. Hier sind sicherlich noch längst nicht alle Möglichkeiten ausgeschöpft.

5.8 Die Weitergabe unserer Erfahrungen im Rahmen des Modellprojekts erfolgt auf verschiedenen Wegen:

Die Abteilung Klinikhygiene ist beratend tätig für alle Häuser der Barmherzigen Brüder Trier e. V.
Wir bieten regelmäßig Fortbildungsveranstaltungen in den verschiedenen Einrichtungen an.
Jährlich wird eine überregionale Fachtagung „Klinikhygiene" im Brüderkrankenhaus Trier angeboten.
Die Ergebnisse sämtlicher Untersuchungen, Gutachten, Versuche sowie Anwenderstudien stellen wir unseren Einrichtungen auf Anfrage zur Verfügung.
Das Infektionskontrollprogramm läuft bereits in unterschiedlichen Versionen in verschiedenen Häusern.
Der telefonische Beratungsservice wird mittlerweile rege von sehr vielen Krankenhäusern genutzt (gesamtes Bundesgebiet und Luxemburg).
Ein Erfahrungsaustausch erfolgt ebenfalls bei den vierteljährlichen Arbeitskreistreffen der Hygienefachkräfte des Regierungsbezirks Trier (Hygienefachschwestern, Pfleger, Hygienebeauftragte, Ärzte, Amtsärzte und Gesundheitsaufseher).
Bedingt durch die Dozententätigkeit an den verschiedensten Schulen mit unterschiedlichsten Anforderungsprofilen mußten wir eine Vielzahl von Unterrichtsvorlagen, Skripten und Fragensammlungen erarbeiten.

Diese Erfahrungen haben wir zu einem Buch mit dem Titel „Kompendium Krankenhaushygien" zusammengefaßt, das über die Abteilung „Klinikhygiene" im BKT bezogen werden kann.

Abschließend möchte ich mich für die Möglichkeit zur Durchführung der Modellmaßnahme „Krankenhaushygiene" im Rahmen des „Modellprojekts zur Verbesserung der „Arbeitssituation im Pflegedienst" bedanken und schließe meine Ausführungen mit einem für die präventive Hygiene prägnanten Zitat:

„Hoch zu achten ist die ärztliche Kunst Leiden zu lindern, noch höher jedoch sie am Entstehen schon zu hindern".
(Max von Pettenkofer)

Anlage 1

Meldung an den betriebsärztlichen Dienst am Brüderkrankenhaus Trier

Auf der Station _____ Abteilung _____ ist
ein Patient an _____ erkrankt.

Diese Infektionskrankheit ist nach §3 BSeuchG meldepflichtig.

Name des Patienten:_____ Aufnahmedatum:_____

Entlassungsdatum:_____

Folgende Mitarbeiter des Brüderkrankenhauses Trier hatten direkten oder indirekten Kontakt mit o.g. Patienten:

Name	beschäftigt als	Maßnahmen des betriebsärztlichen Dienstes

Datum:_____ Stationsarzt:_____

- Klinikhygiene -

Anlage 2

PRODUKTBEURTEILUNG

Abteilung

O **Klinikhygiene**   O **Zentraleinkauf**   O **andere** _____

Station: _____

Datum Produkteinsatz: _____   Rücklauf bis: _____

Unterwiesene Person : _____

Testprodukt: _____   Alternativ zu: _____

Hersteller: _____   Hersteller: _____

Preis incl.Mwst. _____ DM   Preis incl.Mwst. _____ DM

Produkteigenschaften

Bitte ankreuzen !

Praktikabilität:

O sehr gut   O gut   O befriedigend   O mangelhaft

Sicherheit:

O sehr gut   O gut   O befriedigend   O mangelhaft

Verpackung:

O funktionell   O sparsam   O zu groß   O unpraktisch

Gesamtbeurteilung:

O sehr gut   O gut   O befriedigend   O mangelhaft

Bemerkungen:

_____

_____

_____

Beurteiler: _____   Unterschrift: _____

==
Eigene Bemerkungen: (nicht vom Testenden auszufüllen)

_____

_____

_____

Datum: _____

Name: _____   Unterschrift: _____

Anlage 3

Krankenhaus der Barmherzigen Brüder
Nordallee 1
5500 Trier
Telefon (0651) 208-2243
Telefax (0651) 208-2767

Meldeformular
nosokomiale Infektionskontrolle

Klinikhygiene

Station: _____

Disziplin: _____

Zimmer-Nr.: _____

Aufnahmenummer: ☐☐☐☐☐☐

Aufnahmedatum: ☐☐ ☐☐ ☐☐

Geschlecht: ☐ männlich ☐ weiblich

Alter: ☐☐

Erfassungsdatum: ☐☐ ☐☐ ☐☐

Temperatur bei Einweisung: ☐☐,☐ °C

Einweisungsdiagnose: _____

Ermittelte Diagnosen:

1. _____   2. _____

3. _____   4. _____

Diagnostische Eingriffe:

1. _____   2. _____

Chirurgische Eingriffe:

Operation	OP-Datum	Narkoseform	Komplikationen
1.			
2.			
3.			
4.			

Lokalisation der Infektion:

☐ Harnwegsinfektion ☐ Wundinfektion ☐ Bronchopulmonale Infektion

☐ Sepsis ☐ Liquorinfektion ☐ Infektion der Haut/Schleimhäute

☐ KCE ☐ Zentralvenenkathetersepsis

☐ Gastrointestinale Infektion

☐ Sonstige: _____

Anlage 3 (Blatt 2)

Mikrobiologie

Material	Datum	Befund

Antibiotikatherapie

1. _____
2. _____
3. _____
4. _____

Praedisponierende therapeutische Faktoren

☐ Intubation oral	Zentralvenenkatheter:	Sonstige:
☐ Intubation nasal	a) ☐ Subclavia	_____
☐ Tracheotomie	b) ☐ Basilica	_____
☐ Respiratorpat.	c) ☐ Jugularis	_____
☐ Thoraxdrainage	☐ Pulmonaliskatheter	_____
☐ Statham	☐ Shaldon	_____
Harnableitung	☐ Hämodialyse	_____
a) ☐ E. K.	☐ CAPD	_____
b) ☐ D. K.	☐ Redondrainagen	_____
c) ☐ F. K.	☐ Ethizip Reißverschluß	_____
d) ☐ N F K	☐ ext. Liquordrainage	_____
☐ Wellblechdrainage	☐ Robinson Drainage	_____
☐ Easy Flow Drainage	☐ EKK	_____
☐ Cell Saven	☐ Immunsuppressive Therapie	_____

Bei Meldepflichtigen Erkrankungen im Sinne des BSeuchG:

Meldung erfolgt am: ☐☐ ☐☐ ☐☐

Patient isoliert: ☐ ja
☐ nein

☐ Patient an Infektion verstorben

☐ Exitus anderer Genese

Anlage 4

Krankenhaus der Barmherzigen Brüder
Nordallee 1, 5500 Trier

Bei Rückfragen:
Entsorgung: 22 72
Technik: 25 85 / 25 86
Klinikhygiene: 22 43

ABFALLENT

WAS?

ENTSORGUNGSSYSTEM → / ↓ ABFALLART	GRÜNE TONNE mit grünem Deckel	PE-SACK mit weißem Deckel	BLAUER PE-SACK mit rotem Deckel	BLAUES NETZ mit blauem Deckel	SONDERAB-FALLTONNE für Zytostatika	SONDERAB-FALLTONNE / gelber Sack für Infektions-abfälle
PE: Infusionsflaschen aus PE, Faltenbalgflaschen / Plastikampullen / Dialysekanister / PE Spülbeutel / Flaschen v. Hände-desinfektionsmittel + Waschlotion		ohne Restflüssigkeit / ohne Infusionssysteme!!! Kanister ausspülen, gesondert stapeln!!!				
GLAS: Infusionsflaschen Ampullen (leer) Getränkeflaschen, sofern nicht Mehrwegflaschen	ohne Restflüssigkeit + Infusionssysteme sowie Stopfen + Aufhänger entsorgen!					
PP: Spüllösungs-kanister, Concha / Aquapak						
PAPPE / PAPIER Kartonagen / Zeitungen Illustrierte				keine Kunststoffverpak-kung/Zeitstoffe		
GARTENABFÄLLE						
ATEMKALK						
SPITZE GEGENSTÄNDE: Kanülen / Skalpelle Trokare / Nadeln etc.			In speziellen E-Containern o. Kunststoffkanistern verschlossen			
RECEPTAL / VACUFIX / CARDIOTOMIESETS / THORAXDRAINAGEN			wenn nicht mit Flüssigkeit gefüllt			wenn mit Flüssigkeit gefüllt
VERBÄNDE / BLUTBEUTEL / DRAINAGEN / EINWEGMAT. HAUSMÜLL			OHNE SPITZE GEGENSTÄNDE entsorgen			
INFEKTIÖSE ABFÄLLE ABFÄLLE DER ISOLIERSTAT.						Erkr. n. § 3 BSeuchG / HIV
ZYTOSTATIKA					ges. Material	
QUECKSILBERABFÄLLE						
ALTMEDIKAMENTE						
ORGANABFÄLLE						
SPEISENABFÄLLE						
ISOTOPENABFÄLLE / RESTE						
RÖNTGENCHEMIKALIEN						
METALLE / BATTERIEN						

GUNGSPLAN

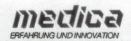
Beethovenstr. 53 - Postfach 1460
6602 Saarbrücken-Dudweiler
Telefon (06897) 7909-0
Telefax (06897) 7909-26

WOHIN?

	APOTHEKE Schraubbehälter Sonderabfalltonne Quecksilber	FETT-ABSCHEIDER	SPEISEN-ABFALLTONNE KÜCHE / SPEISEN-ABFALLKÜHL-CONTAINER	ABKLING-RAUM / GEWERBE-AUFSICHTS-AMT	TANKANLAGE Entsorgung Fachunternehmen	EISEN/NE CONTAINER	KOMPOSTER	SONDER-BEHAND-LUNG Z.-Lager
								Curver-Behälter
							Gärtnerei	
								weiße Tonne
verschlossener Behälter								
								Pathologie GBS
		flsg. Abfälle	feste Abfälle	Nuklearmedizin				
					Autom. Anlage			
								Technik

Kontaktadressen der beteiligten Kliniken

Landesnervenklinik Andernach
Frau Hanßen, PDL
Postfach 15 62
56605 Andernach

Klinikum der Universitätsstadt Kaiserslautern
Frau Müllers, PDL
Friedrich-Engels-Straße 25
67653 Kaiserslautern

Klinikum der Stadt Ludwigshafen am Rhein gGmbH
Frau Harms, PDL
Bremserstraße 79
67063 Ludwigshafen

Klinikum der Johannes-Gutenberg-Universität
Ltd. Pflegekraft im Klinikvorstand
Frau Henrich, PDL
Langenbeckstraße 1
55131 Mainz

St. Elisabeth-Krankenhaus Mayen GmbH
Herr Lachmann
Siegfriedstraße 20
56727 Mayen

Krankenhaus der Barmherzigen Brüder
Herr Adler, PDL
Nordallee 1
54292 Trier